U0272668

专家解读冠心病

主　编　窦克非

编　者（按姓氏笔画排序）

　　　　李　佳　李一平　何　源　张　冬

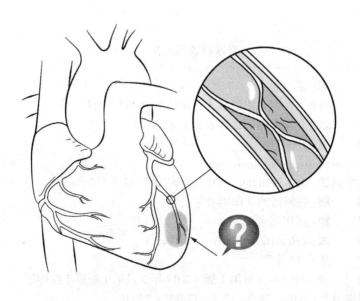

人民卫生出版社

图书在版编目（CIP）数据

专家解读冠心病 / 窦克非主编 . —北京：人民卫生出版社，2016

ISBN 978-7-117-23637-9

I. ①专… Ⅱ. ①窦… Ⅲ. ①冠心病 – 防治 Ⅳ. ①R541.4

中国版本图书馆 CIP 数据核字（2016）第 262086 号

人卫智网	www.ipmph.com	医学教育、学术、考试、健康，购书智慧智能综合服务平台
人卫官网	www.pmph.com	人卫官方资讯发布平台

版权所有，侵权必究！

专家解读冠心病

主　　编：窦克非
出版发行：人民卫生出版社（中继线 010-59780011）
地　　址：北京市朝阳区潘家园南里 19 号
邮　　编：100021
E - mail: pmph @ pmph.com
购书热线：010-59787592　010-59787584　010-65264830
印　　刷：三河市博文印刷有限公司
经　　销：新华书店
开　　本：710×1000　1/16　印张：8
字　　数：115 千字
版　　次：2017 年 3 月第 1 版　2017 年 3 月第 1 版第 1 次印刷
标准书号：ISBN 978-7-117-23637-9/R·23638
定　　价：18.00 元
打击盗版举报电话：010-59787491　**E-mail: WQ @ pmph.com**
（凡属印装质量问题请与本社市场营销中心联系退换）

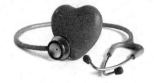

前　言

　　冠心病发病急骤、凶险,极大地威胁人们的健康。近年来,随着人们生活方式的改变,生活水平的提高,冠心病的发病率逐渐攀升,而且呈现年轻化的趋势,逐渐成为影响大众健康的主要疾病。

　　冠心病是一种需要终生治疗的疾病。配合医生治疗,改变不良的生活和饮食习惯,合理用药,定期检查,保持良好的心态是防治关冠心病的关键。为此,我们编写了本书,向读者全方位介绍影响大众健康的第一杀手——冠心病。书中用浅显易懂的语言,以问答形式详细讲述了冠心病的早期症状、特征表现,帮助患者早期发现、正确就医;结合新知识、新进展全面介绍了现有冠心病诊断、治疗的手段和方法;讲解了如何自我保健、配合医生治疗和进行自我管理,包括日常用药、自我防护等。

　　希望这本《专家解读冠心病》可以为患者朋友答疑解惑,也希望各位同道和患者对本书给予指正,使其能够在再版时进一步完善。

　　在此向参与全书编写的各位同仁表示诚挚的谢意。

窦克非

2017 年 3 月

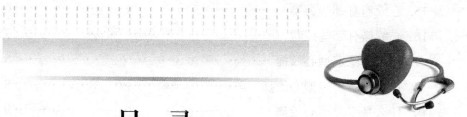

目　录

四、怎样知道自己是否患了冠心病 ……………… 58

五、得了冠心病应该做哪些检查 ……………… 74

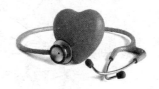

一、认识健康杀手——冠心病

1 什么是冠状动脉

冠状动脉是为心脏供应血液的动脉,走行在心脏的表面,像树干一样逐级分出许多分支,包绕整个心脏。从外形看,它就像网状帽子一样网在心脏表面,因此人们形象地称之为"冠状动脉"。如果把心脏比作人体的发动机,冠状动脉就是发动机的输油管路,一旦油路出现问题,发动机将无法工作。

2 冠状动脉是如何分布的

冠状动脉分为左冠状动脉和右冠状动脉,均发自升主动脉根部,其主干行走于心脏表面,其小分支垂直穿入心肌至心内膜下,沿途发出细小的分支,并在心内膜下分支成网,形成毛细血管网以营养心肌细胞。

冠状动脉的主干血管仅比火柴棍略粗,但血流量很大。人在剧烈活动时,心肌耗氧量增大,冠状循环的血流量可增加4~5倍。这种被称为冠状

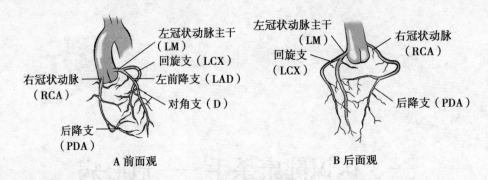

A 前面观　　　　　　　　B 后面观

动脉储备的血管代偿能力保证了心脏有足够的营养,维持它昼夜不停地有力跳动。

③　什么是动脉粥样硬化

动脉粥样硬化是最常见的心血管系统疾病,主要累及大、中动脉,是血液中的脂质在血管内膜沉积,形成粥样斑块,导致管壁增厚、变硬、弹性减弱及管腔变窄为病变特点的一种动脉硬化性疾病。

④　引起动脉粥样硬化的病因有哪些

目前动脉粥样硬化的病因尚不完全清楚,是多种危险因素作用于不同环节所致。其相关的危险因素可达 200 多个,其中高血脂、高血压、吸烟和糖尿病是已经明确的独立危险因素。高血压患者动脉粥样硬化的患病率较血压正常者高 3~4 倍;吸烟者与不吸烟者相比,本病的发病率和病死率增高 2~6 倍;糖尿病患者本病发病率较无糖尿病者高 2 倍。另外,比较公认的危险因素还有肥胖、缺乏运动、精神社会因素、内分泌和遗传因素等。

⑤　动脉粥样硬化的发病率如何

在我国,动脉粥样硬化的发病率呈逐年上升趋势,中老年人多发,以 40~50 岁发展最快,男女之比约为 2∶1,北方发病率略高于南方。

6 动脉粥样硬化会引起哪些疾病

动脉粥样硬化是一种全身性疾病,心、脑、肾、四肢等身体各部位组织的血管皆可累及。受累血管病变不断发展,可以引起冠状动脉粥样硬化性心脏病、脑卒中、肾固缩、四肢坏疽等严重疾病。

7 动脉粥样硬化与动脉硬化是相同的吗

动脉粥样硬化与动脉硬化是不同的两种疾病,不应混为一谈或相互替代。动脉粥样硬化是动脉硬化性血管疾病中最常见、最重要的一种,主要累及大、中动脉,因脂质在动脉内膜内积聚,外观呈黄色粥样而得名。动脉粥样硬化的特点是受累动脉的病变从内膜开始,相继有多种病变合并存在,包括局部有脂质和复合糖类积聚、纤维组织增生和钙质沉着形成斑块,并有动脉中层的逐渐退变。继发性病变尚有斑块内出血、斑块破裂及局部血栓形成。而动脉硬化是一类非炎性的动脉壁增厚、变硬及弹性减退等病理变化的总称,包括动脉粥样硬化、动脉中层钙化、小动脉硬化3种主要类型。

动脉硬化并不是到老年才开始发展起来的,其形成过程相当缓慢,随着年龄的增长进行性地扩散及加重,多数患者不一定表现出临床症状,因此往往容易被忽视。

8 什么是冠状动脉粥样硬化性心脏病

冠状动脉粥样硬化性心脏病指冠状动脉粥样硬化使血管腔狭窄或阻塞,或(和)因冠状动脉功能性改变(痉挛)导致心肌缺血、缺氧或坏死而引起的心脏病。随着生活水平的提高,冠状动脉粥样硬化性心脏病的发病率逐年增加,成为严重危害人们生命健康的主要疾病之一。

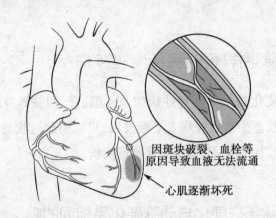

因斑块破裂、血栓等
原因导致血液无法流通

心肌逐渐坏死

9 冠心病的发病率如何

冠心病的发病率和病死率均位居各种疾病前列。在西方发达国家,冠心病是心血管疾病头号杀手。在我国,冠心病的发病率和病死率也呈逐年上升的趋势。国内每年约有350万人死于冠心病,约占总死亡率的41%。本病出现症状或致残、致死后果多发生在40岁以后,男性发病早于女性。在过去的10年,我国冠心病男性发病率增加了42.2%,女性发病率增加了12.5%。随着社会老龄化进程的推进,未来将有更多人的生命受到心血管疾病的威胁。

10 冠心病与冠状动脉粥样硬化性心脏病有什么区别

冠状动脉性心脏病简称冠心病,是因多种原因(包括粥样硬化、痉挛、炎症、外伤等)导致冠状动脉供血不足而引起的,也称缺血性心脏病。冠状动脉粥样硬化性心脏病是最常见的一种冠状动脉性心脏病,约占冠心病的95%。因此,人们习惯上把冠心病视为冠状动脉粥样硬化性心脏病的同义词。

冠心病患者心肌缺血、缺氧的原因有冠状动脉供血不足和心肌耗氧量剧增两大方面。前者是由于管腔狭窄(>70%),尤其在粥样硬化斑块形成加之继发性复合性病变和冠状动脉痉挛时,使冠状动脉灌注期血量下降。后者可因血压骤升、情绪激动、体力劳累、心动过速等导致心肌负荷增加,冠状动脉相对供血不足。

⑪　什么是冠状动脉的侧支循环

冠状动脉血管慢性完全阻塞时,存在于冠状动脉分支之间的许多侧支或吻合支开通并增粗,成为一种潜在的通道,替代被阻塞血管把营养物质送到堵塞血管以远的脏器组织,医学上称之为"代偿性侧支循环形成"。侧支循环形成后,因代偿不彻底,患者仍可能发生慢性供血不足。若动脉突然被粥样斑块内出血或斑块破裂引起的血栓所阻塞,机体来不及建立代偿性循环,导致阻塞血管供应区域供氧中断而发生组织细胞坏死,医学上称为"急性梗死"。

⑫　冠心病最常见的原因是什么

冠状动脉粥样硬化是冠心病的最常见原因。此外,冠状动脉性心脏病的病因还有先天性冠状动脉畸形、主动脉狭窄等,以及后天各种原因引起的冠状动脉炎(风湿性、梅毒性和血管闭塞性脉管炎等)、结缔组织疾病、创伤、血管痉挛及冠状动脉栓塞、严重贫血等。无论何种原因引起的冠状动脉性心脏病,其共同的病理生理基础是冠状动脉供血不足导致心肌缺血、缺氧或坏死,引起心脏功能性或器质性功能障碍,因此可概称为缺血性心脏病。

⑬　冠心病的分类有哪些

近年来,临床医学家依据病程长短和临床表现稳定性不同将本病分为急性冠状动脉综合征和慢性冠状动脉病(或慢性缺血综合征)两大类。

急性冠状动脉综合征包括不稳定型心绞痛、非 ST 段抬高性心肌梗死和 ST 段抬高性心肌梗死，也有学者将冠心病猝死包括在内；慢性缺血综合征包括稳定型心绞痛、冠状动脉正常的心绞痛综合征、无症状性心肌缺血和缺血性心力衰竭（缺血性心肌病）。这些类型可以单独发生，也可以在同一病例同时或先后出现两类以上的表现。在上述症候群特别是不稳定型心绞痛及心肌梗死的基础上，可以继发猝死。

(14) 什么是心绞痛

通常，心绞痛是指因冠状动脉粥样硬化、冠状动脉痉挛或管腔狭窄所造成的急性暂时性心肌供血、供氧不足导致的以胸痛或胸部憋闷为主要特征的临床综合征，是冠心病的一种常见临床表现。

临床上，也有少数心绞痛是由非冠状动脉心脏病所致，如肥厚型心肌病，严重的主动脉瓣狭窄、关闭不全，甲状腺功能亢进，严重贫血及非粥样硬化性冠状动脉病。

(15) 心绞痛有哪些类型

目前，根据发病机制可将心绞痛分为两型，即劳力性心绞痛和自发性心绞痛。

（1）劳力性心绞痛：指心肌需氧量增加，超过病变冠状动脉供血能力时发生的心绞痛。

初发劳力性心绞痛：指既往无心绞痛病史，在 1 个月内新出现劳力性心绞痛。此种心绞痛有加重倾向，易发生心肌梗死及猝死。

稳定劳力性心绞痛：指心绞痛症状发生在 1 个月以上，发作的诱因（体力活动强度）、疼痛的严重程度、发作次数、硝酸甘油服用量稳定不变。

恶化劳力性心绞痛：指原为稳定劳力性心绞痛，近期内症状加重，心绞痛阈值显著下降，轻度活动甚至休息状态下也可出现心绞痛。心绞痛发作次数增加、程度加重、持续时间延长，含服硝酸甘油增多，但心电图及血心肌酶检查不支持急性心肌梗死。

情绪激动、精神紧张可使血压上升、心率加快、心肌收缩力加强、心肌耗氧量增加，引起心绞痛发作，属于劳力性心绞痛。但情绪、精神因素的改变也可引起冠状动脉痉挛、冠状动脉血流减少而导致心绞痛发作，故情绪激动、精神紧张引起心绞痛的机制可能是混合的。

（2）自发性心绞痛：主要是由于冠状动脉痉挛，冠状动脉脉供血减少，导致心肌缺血，心绞痛发作与心肌需氧量的增加无明显关系。与劳力性心绞痛相比，这种心绞痛一般持续时间较长、程度较重、发作时心电图 ST 段压低或 T 波变化，某些自发性心绞痛患者在发作时出现暂时性 ST 段抬高，常称为变异型心绞痛。

此外，国际上目前也普遍采用不稳定型心绞痛与稳定型心绞痛的分型。其中，初发劳力性心绞痛、恶化劳力性心绞痛及自发性心绞痛常统称为不稳定型心绞痛。

16 心绞痛有哪些症状

大多数患者常在体力劳动、情绪激动、饱餐、寒冷等诱因下发作。心绞痛的典型症状是阵发性胸骨后或心前区压闷或紧缩感样疼痛，疼痛常放射至左肩、左臂直至手指，有时放射至颈部、咽部，疼痛常持续 5~15 分钟，可自行缓解。发作时，舌下含服硝酸甘油 2~3 分钟，可缓解疼痛。

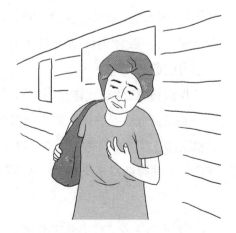

值得一提的是，心绞痛患者并非都有痛感，部分患者会有憋闷、气短、疲乏等症状。少数患者，如糖尿病患者还可能没有症状。

⑰ 什么是稳定型心绞痛

稳定型心绞痛是临床上常见的心绞痛类型,是由劳累或情绪激动诱发冠状动脉供血与心肌需氧不平衡引起的心肌急剧、暂时缺血与缺氧的临床综合征。

由于稳定型心绞痛通常由劳力因素诱发,因此亦被称为稳定型劳力性心绞痛。其特点是在一段时期内(1~3个月或以上)心绞痛阈值相对不变,即引起心绞痛发作的体力活动量是可以预测的。重复做运动心电图试验,每次引起心绞痛发作或出现水平型ST段下降≥1毫米的运动量大致相同。心绞痛阈值相对固定的病理基础是稳定的冠状动脉粥样硬化病灶。粥样斑块表面光滑、无溃疡、裂缝、出血、血栓等急性因素存在,因而其形成的狭窄也比较固定。

根据加拿大心血管病学会(CCS)分级标准,稳定型劳力性心绞痛的严重度可分为四级。

Ⅰ级:一般体力活动(如步行和登楼)不受限,仅在强、快或持续用力时发生心绞痛。

Ⅱ级:一般体力活动轻度受限(平地步行200米以上或登楼一层以上)。快步走、饱饭后、寒风中,精神应激或睡醒后数小时内可诱发心绞痛。

Ⅲ级:一般体力活动明显受限。一般情况下,平地步行200米或登楼一层可引起心绞痛。

Ⅳ级:轻微活动或休息时即可发生心绞痛。

心绞痛分级是临床上患者做经皮冠状动脉腔内成形术或冠状动脉旁路移植(搭桥)术的重要考虑因素。对于Ⅲ、Ⅳ级心绞痛患者,如药物治疗无效,应做冠状动脉造影来决定做经皮冠状动脉腔内成形术或冠状动脉搭桥术。

⑱ 什么是不稳定型心绞痛

多数专家认为不稳定型心绞痛包括初发心绞痛、恶化心绞痛及静息心绞痛,并且目前常把除劳力性心绞痛外的缺血性心绞痛统称为不稳定型心绞痛。不稳定型心绞痛是介于心绞痛和心肌梗死之间的一种不稳定的心肌缺血综合征,其易发展成急性心肌梗死或猝死。冠状动脉病变的病理形态在不稳定型心绞痛和稳定型心绞痛有所不同,前者以偏心性狭窄多见,斑块表面不规则、有裂缝,可有血栓附着;而后者以同心性狭窄多见,斑块表面光滑、多无血栓形成。

不稳定型心绞痛的主要发病机制是冠状动脉内不稳定的粥样斑块继发病理改变,使局部心肌血流量明显下降,如斑块内出血,斑块纤维帽出现裂隙,表面有血小板聚集和(或)刺激冠状动脉痉挛,导致缺血加重。值得注意的是,破溃斑块所在冠状动脉的局部狭窄程度并不是都很严重,虽然也可因劳力负荷诱发,但劳力负荷中止后胸痛并不能缓解。引起斑块破裂的因素有:①富含脂质的斑块易破裂;②局部冠状动脉痉挛的挤压;③偏心性斑块引起的血流对斑块施加的剪切力;④局部炎症或全身性感染,如肺炎衣原体感染,可使斑块纤维帽破坏。

不稳定型心绞痛的疼痛性质与稳性型心绞痛相同,但程度加重,引起心绞痛发作的体力活动量下降,甚至不活动亦可出现心绞痛,胸痛持续时间常 >20 分钟,患者对硝酸甘油反应较差。

⑲　什么是变异型心绞痛

变异型心绞痛是继发于大血管痉挛的心绞痛。其特征是心绞痛在安静时发作,与劳累因素无关,并伴有心电图 ST 段抬高。它能导致急性心肌梗死、严重心律失常(包括室速、室颤)和猝死。

⑳　变异型心绞痛的发病机制是什么

冠状动脉内膜粥样硬化病变破坏了内皮的正常功能,使内皮细胞产生的血管活性物质(收缩血管和舒张血管)的比例失调,从而导致冠状动脉处于易发生痉挛的状态,在某种正常或异常的刺激因素作用下即可轻易诱发冠状动脉痉挛。

21　变异型心绞痛有哪些特点

变异型心绞痛主要有以下特点：①症状多发生于休息时和日常活动时；②较一般心绞痛重，时间长；③时间从几十秒到30分钟不等，有的表现为一系列短暂发作，每次持续1~2分钟，间隔数分钟后又出现；④呈周期性，常在每天的一定时间发生，尤以半夜或凌晨多见；⑤与劳累因素可以无关，无明显诱因；⑥发作时，多数患者血压升高，也有少数患者血压下降；⑦硝酸甘油或硝苯地平可迅速缓解症状；⑧可伴有心律失常，如室性期前收缩、心动过速或传导阻滞等。

22　什么是急性心肌梗死

急性心肌梗死指心肌急性缺血性坏死，是在冠状动脉病变的基础上，发生冠状动脉血供急剧减少或中断，使相应的心肌严重而持久地急性缺血导致心肌坏死。

心肌梗死一般在发病前数天多有征兆，如胸骨后或左侧心前区的烧灼样疼痛、胸闷，伴随肩胛区、中上腹的疼痛不适，出汗，休息或含服药物可缓解。发病时患者多有持久的胸骨后剧烈疼痛，伴出汗、放射痛，部分患者可出现咽喉部的紧缩感。还有部分患者同时有消化道的症状，如恶心、呕吐。患者就诊时可发现有血清心肌坏死标记物增高以及心电图进行性改变。严重者可伴发心律失常、休克或心力衰竭，属急性冠状动脉综合征的严重类型。

23　急性心肌梗死的病因是什么

动脉粥样硬化斑块破裂是急性心肌梗死的主要原因。不稳定性粥样斑块溃破并发血管腔内血栓形成或完全闭塞性血管痉挛，造成血管腔持久性闭塞,血流中断,最终发生心肌梗死。少数心肌梗死是由于非动脉粥样硬化的病因所造成的,如冠状动脉栓塞(血栓、气栓、菌栓、瓣膜赘生物等栓塞)、冠状动脉炎、冠状动脉夹层(介入诊断与治疗过程中)等。

（24）促使斑块破裂出血及血栓形成的诱因有哪些

（1）晨起 6~12 时,交感神经活动增加,机体应激反应增强,心肌收缩力、心率、血压增高,冠状动脉张力增高。

（2）在饱餐,特别是进食大量脂肪后,血脂增高,血液黏稠度增高。

（3）重体力活动、情绪过分激动、血压急剧升高或用力大便时,致左心室负荷明显加重。

（4）休克、脱水、出血、外科手术或严重心律失常,致心排血量骤降,冠状动脉灌流量锐减。

急性心肌梗死(AMI)可发生在频发心绞痛的患者,也可发生在原来从无症状者中。AMI 后发生的严重心律失常、休克或心力衰竭,均可使冠状动脉灌流量进一步降低,心肌坏死范围扩大。

（25）什么是陈旧性心肌梗死

心肌梗死发生 4 周以上者称为陈旧性心肌梗死。心电图仅遗留有持久不变的异常 Q 波或 QS 波,ST-T 正常或缺血型 ST-T 改变(显示慢性心肌供血不足)。这是心肌梗死后修复而纤维化的一种残留的心电图改变。

（26）陈旧性心肌梗死的患者需要做造影吗

陈旧性心肌梗死患者的心脏状况与发病后急性期治疗时间的早晚、抢救是否及时、是否早期应用溶栓措施、可挽救濒死心肌的范围大小、有无并发症等因素密切相关。由于冠状动脉硬化、闭塞,患者仍需继续冠心病的治疗,防治梗死后心绞痛、复杂心律失常、心力衰竭等,以便促进心脏侧支循环建立,改善心肌灌注,预防再梗死。因此,建议陈旧性心肌梗死的患者也接受冠状动脉造影,但是否进行血运重建治疗(包括支架和搭桥)还需要具体问题具体分析。

27 什么是无症状性心肌缺血

无症状性心肌缺血又称隐性冠心病,好发于中、老年人。患者冠心病的临床症状,如胸闷、心前区疼痛、心悸等不明显,甚至感觉不到,但心电图、核素心脏造影或超声心动图检查却显示缺血性心肌灌注异常或室壁运动异常、冠状循环血流动力学异常等心肌缺血的证据。

28 为什么会发生无症状性心肌缺血

这类患者虽然多有冠状动脉粥样硬化,但病变较轻或有较好的侧支循环,或患者疼痛阈值较高而无自觉症状。心电图检查可见心肌血供不足的改变,这种改变可发生于安静时,也可仅在增加心脏负荷时才出现,或仅在24小时动态观察中间断出现,而无其他原因(如自主神经功能失调、显著贫血、甲状腺功能亢进、阻塞性肺气肿和其他心脏病等)。患者有动脉粥样硬化易患因素。对于无症状心肌缺血,单纯根据临床症状作为心肌缺血发作的证据是远远不够的,必须依赖先进的检查手段才能获得准确的临床诊断。

29 无症状性心肌缺血需要注意吗

无症状心肌缺血是一种较心绞痛更为常见的心肌缺血状态,但是由于发作隐匿,常被患者及医务人员忽视。它同样可引起严重的心律失常、心肌梗死和猝死等冠状动脉急性事件,其预后与心绞痛发作相似,甚至更为不良。因此,患者要定期体检、早发现、积极治疗。

30 什么是缺血性心肌病

缺血性心肌病是冠状动脉粥样硬化狭窄、闭塞,导致心肌长期、慢性供血不足或大面积心肌梗死后,心肌组织发生营养障碍和萎缩,引起以心肌局限性或弥漫性纤维化为主的病理改变,造成心肌损害、心脏扩大或僵硬、心脏收缩和(或)舒张功能减退及心律失常等一系列临床表现的临床综合征。

31 缺血性心肌病的原因是什么

缺血性心肌病的本质是由冠状动脉弥漫性病变引起的严重的心肌功能失常,多见于多支冠状动脉病变,冠状动脉小分支和微血管弥漫性病变也可导致。缺血性心肌病患者可以没有心肌梗死,也可以发生过多次心肌梗死。从急性心肌梗死发展到慢性缺血性心肌病要经过数年时间。多次心肌梗死造成左室壁心肌损害、心室重构,从而加速了心力衰竭的发生。

32 缺血性心肌病有哪些临床表现

缺血性心肌病临床表现为慢性充血性心力衰竭与心律失常,超声心动图检查常见左心室射血分数≤35%,而心绞痛和呼吸困难可有可无。须除外左心室室壁瘤、室间隔穿孔、二尖瓣关闭不全引起的上述改变。

33 冠心病的主要并发症有哪些

冠心病的并发症与缺血、梗死范围大小相关,为冠心病病死的主要原因。其中,急性心肌梗死为冠心病最多见、最危险的并发症。其他常见的并发症有:

（1）心律失常：既是急性心肌梗死的主要表现之一，又是冠心病最重要的并发症之一，可见于75%~95%的冠心病患者，以发病24小时内最为多见。患者可出现乏力、头晕、晕厥等症状。各种心律失常中，室性心律失常最为多见，尤其是室性期前收缩。如果室性期前收缩频发，常为发生室性心动过速和心室颤动的先兆，应当高度重视。

（2）泵衰竭：急性心肌梗死引起的心脏泵血功能减退称为泵衰竭，临床表现为呼吸困难、咳嗽、发绀、烦躁等左心衰竭症状，严重者可发生肺水肿并继发颈静脉怒张、肝大、水肿等右心衰竭表现。右心室心肌梗死者可一开始即出现右心衰竭表现，伴血压下降。左心衰竭和右心衰竭的发生率分别为32%~48%和15%~20%，严重者两种情况可同时出现。泵衰竭患者急性心肌梗死面积常超过左心室总面积的40%，多发生于广泛性前壁心肌梗死。

（3）心脏破裂：是急性心肌梗死的致命性并发症之一，发生率为4%~23%，多在急性心肌梗死后7~10天出现，老年女性、急性心肌梗死溶栓后、高血压患者发生机会较大。心脏破裂多为游离壁破裂，造成心包积血，引起急性心脏压塞而诱发猝死；也有心室间隔破裂造成穿孔，引起心力衰竭和休克而在数日内死亡。心脏破裂也可为亚急性，患者可存活数月。

（4）栓塞：发生率为1%~6%，见于起病后1~2周。冠心病并发血栓主要有两种情况：一种是左心室心肌坏死部位形成的附壁血栓，血栓脱落后进入血液循环，可引起脑、脾、肾、四肢等处动脉栓塞；另一种情况是，下肢静脉有血栓形成（与绝对卧床、心功能减退有关），一旦血栓脱落，随血液循环流到肺内，极易引起肺栓塞，严重时可致猝死。

（5）心室膨胀瘤：又称室壁瘤。这里的"瘤"不是说形成肿瘤，而是指心室壁向外部分膨出，主要见于左心室，发生率为5%~20%。其形成是由于心肌坏死以后形成瘢痕，瘢痕组织薄弱，在心内压力作用下容易局部膨出，形成室壁瘤。瘤内易形成血栓，脱落后造成器官栓塞。室壁瘤可行手术切除。

（6）心肌梗死后综合征：发生率约10%，于心肌梗死后数周至数月内出现,可反复发生,表现为心包炎、肺炎或胸膜炎,有发热、胸痛等症状,可能为机体对坏死物质的过敏反应所致。

㉞ 冠心病是怎样影响患者生活质量的

冠心病对人体损伤的程度主要取决于受累心脏缺血程度。当冠状动脉粥样硬化和(或)冠状动脉痉挛导致冠状动脉管径狭窄达 70% 以上时(痉挛严重时可以无明显狭窄),引起冠状循环障碍,使冠状动脉血流量降低不能满足心肌的需求,而导致心肌缺血性损害,引发心绞痛、心肌梗死、心律失常、心力衰竭、心源性休克等,甚至诱发猝死,严重影响心脏泵血功能和患者生活质量。

其中,冠心病急性冠状动脉综合征(包括不稳定型心绞痛和心肌梗死)以动脉粥样硬化斑块破裂、血栓形成和痉挛致管腔急性闭塞,血流中断为病变基础,对患者的影响最大,病情较凶险,严重者危及患者生命。具体影响如下:

(1) 死亡率和致残率高:在西方发达国家,从死亡率和致残率来讲,冠心病被认为是"第一杀手"。而在我国,冠心病发病率和死亡率也呈逐年上升趋势。同时,冠心病的并发症(如心功能不全、室壁瘤、心律失常等)终生不能治愈,致残率高。

(2) 治疗困难:尽管冠心病的治疗方法和技术有了突飞猛进的很大进展,但由于该病病程长、易反复、急性发作,并且病情多变、危急、严重,若抢救不及时,患者会随时死亡。

(3) 严重影响患者的生存质量:冠心病的诸多并发症,如心力衰竭、室壁瘤、乳头肌功能不全、乳头肌断裂、室间隔穿孔、左心室附壁血栓形成、肺栓塞、梗死综合征,以及长时间的疾病折磨和恐惧心理、焦虑情绪,使许多患者不能坚持正常的工作和生活,相当一部分患者生活不能自理,生活在痛苦中,生存质量明显下降。

(4) 对家庭经济和社会经济的影响:由于冠心病是一种比较严重的疾病,需要长期用药治疗,反复住院,以及随时抢救等,这些都需要花费很高的医疗费用,给国家、患者家庭和单位都造成很大的经济负担。

35 哪些情况会诱发心绞痛、心肌缺血

多数情况下,诱发心肌暂时性缺血与缺氧的原因是明确的,并且以胸闷、胸痛为主要表现。其中,运动或活动后、劳累、情绪激动、饱食、气候变化(如寒冷或闷热)为最常见的发病诱因。这些情况在日常生活中较为常见,如追赶公共汽车、亲人去世、与家人生气、突然气温变化以及节假日饱餐后。

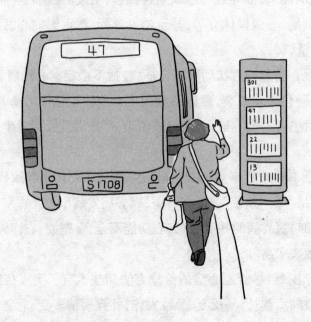

36 如何在生活中减少心绞痛、心肌缺血的发生

为将心绞痛、心肌缺血发生的可能性降到最低限度,采取有针对性的预防措施是必要的,能够提高患者的生活质量。比如,日常限制体力活动及工作的强度和时间;容易情绪激动的患者在病情不稳定期间,避免看过于刺激的电视节目,若家庭内发生重大事情,家属暂时对其保密;节假日要控制饮食、禁烟酒;气候变化时减少外出,注意添减衣服等。无论在何种状

态下，心绞痛发作时，应立即休息。

37 冠心病会导致猝死吗

所谓猝死，是指非人为因素所致的突然死亡，从疾病发作至死亡一般在24小时之内，令人猝不及防。各种心脏病都可导致猝死，但心源性猝死中一半以上为冠心病所引起。临床表现为患者突然发生晕厥，轻则面色苍白、冷汗淋漓，重则脉搏消失、心搏骤停、呼吸停止而死亡。冠心病致猝死的原因多为心肌缺血坏死，局部发生电生理紊乱或起搏、传导功能障碍引起严重的心律失常，导致心跳骤停而死亡。心源性猝死中大部分是由室性快速性心律失常所致，是最危险的猝死原因。目前不少人认为，一些来自大脑高级中枢的危险因素是诱发的原因。所以，突如其来的精神创伤、过悲或过喜等，对于冠状动脉硬化性心脏病患者是危险的，应该避免。

38 哪些情况下易发生冠心病源性猝死

(1) 急性心肌梗死后的6个月内发生猝死的危险性最大，以后随时间延长而递减。

(2) 合并高危的室性心律失常容易继发猝死，如频发、多源性室性期前收缩(早搏)，成串的室性早搏，室性心动过速等。

(3) 室壁瘤形成、冠状动脉主干或三支病变、慢性左心功能不全、心肌梗死恢复期射血分数 <40% 者也容易发生猝死。

(4) 既往有过心脏骤停，心脏复苏后未进行正规治疗者，前2年内有30% 的复发率。

39 冠心病为什么会导致心力衰竭

冠心病(多见于急性心肌梗死)引起心脏泵血功能减退，即心力衰竭(简称心衰)，主要是急性左心衰竭，可在起病最初几天内发生，或在疼痛、休克好转阶段出现,为梗死后心脏舒缩力显著减弱或不协调所致,发生率为32%~48%。心力衰竭患者急性心肌梗死面积常超过左心室总面积的40%,多发生于广泛前壁心肌梗死。缺血坏死的心肌组织发生营养障碍和萎缩,引起以心肌局限性或弥漫性纤维化为主的病理改变,造成心肌重塑、心脏扩大或僵硬、心脏收缩和(或)舒张功能减退及心律失常。临床表现为呼吸困难、咳嗽、发绀、烦躁等症状,严重者可发生肺水肿,随后可有颈静脉怒张、肝大、水肿等右心衰竭表现。右心室心肌梗死者可一开始即出现右心衰竭表现,伴血压下降。

40　冠心病心力衰竭有哪些表现

在日常生活中,很多冠心病心力衰竭症状不典型,不易被发现和自我警觉。有些患者出现活动耐力下降和夜间咳嗽、出汗,其实是左心衰竭的症状。另外有些患者表现为腹部不适症状,易被误诊为慢性胃肠炎或消化性疾病,其实是右心衰竭的症状。这可能是由于既往右心心肌梗死慢性进展致右心血液回流受阻,使体循环静脉压升高,致胃肠道、肝、胆等内脏淤血。还有的患者表现为夜尿相对增多,老年精神异常,如倦怠、乏力、失眠、烦躁、厌食、嗜睡、头晕等。由此可见,心力衰竭有许多细小特殊表现,应引起重视以防误诊,必要时去医院做心电图和心功能检查,并给予早期治疗。

41　什么是冠状动脉肌桥

冠状动脉主支绝大部分走行于心脏表面、心外膜内,部分走行于心肌之下,这部分心肌纤维就像桥一样搭在血管的表面,故亦称为心肌桥。心肌桥下的血管称壁冠状动脉,以左前降支常见。

对于冠状动脉心肌桥,冠状动脉造影的检出率为0.51%~9%,尸体解剖的检出率为15%~85%。这个结果差别很大,但是同时也说明大部分心肌桥可能没有临床意义。

心肌桥通常伴桥下粥样硬化和（或）冠状动脉痉挛,但大多数冠状动脉造影中所见的心肌桥在血流动力学方面可能无意义,一般呈良性病程,患者 5 年生存率约为 97.5%。临床表现通常是稳定型劳力性心绞痛,基础心电图正常患者的心电图可以没有改变。患者在静息时出现心绞痛,可能与心肌桥所致的冠状动脉痉挛有关。

42　冠状动脉肌桥需要治疗吗

对于冠状动脉肌桥,无特异性治疗方法,β 受体阻滞剂等降低心肌收缩力的药物可缓解症状。冠状动脉肌桥的支架治疗解除不了冠状动脉机械性受压的情况,而且大多数肌桥支架可导致内膜增生,造成支架内再狭窄,因此不宜提倡。外科手术曾被视为根治本病的方法,但也有再复发的病例。在应用药物治疗后仍有缺血症状的患者,经充分评价受益 - 风险,可选择手术分离壁冠状动脉。尽管既往研究的样本数量较小,一般认为心肌桥的长期预后是良好的。

43　什么是冠状动脉痉挛

在正常生理情况下,冠状动脉血管受到机体神经、体液和代谢等因素的调节,处于动态舒缩平衡之中,适应着心肌耗氧量的需求。如果冠状血管调节发生紊乱,则可使冠状动脉出现异常收缩状态,引起心肌缺血、缺氧损伤,称为冠状动脉痉挛。

44　冠状动脉痉挛会引起哪些严重并发症

冠状动脉严重痉挛者可引发心肌梗死,甚至猝死。冠状动脉痉挛是一种局部现象,好发于心外膜下较大的冠状动脉的某一节段,可发生于正常冠状动脉或已有粥样硬化的冠状动脉。冠状动脉痉挛是构成多种心脏缺血性疾病的基本病因,如变异型心绞痛、不稳定型心绞痛、急性心肌梗死、猝死等。

45 冠状动脉痉挛的原因是什么

　　冠状动脉痉挛是多种因素综合作用的结果。冠状动脉痉挛的发生机制可分为神经机制和体液机制。当在心理应激状态(如过度兴奋、紧张、焦虑、惊恐等)或寒冷刺激、剧烈运动时,交感神经过度兴奋,加上冠状动脉局部高敏感性,可诱发冠状动脉痉挛。运用肾上腺素时,也可诱发冠状动脉痉挛。研究证明,Ca^{2+}、H^+、Mg^{2+} 的作用以及吸烟、饮酒均能引起中枢神经和自主神经功能紊乱,从而诱发冠状动脉痉挛。持续、严重的冠状动脉痉挛常可导致急性冠状动脉闭塞,引起急性心肌梗死,甚至死亡。及时发现和处理(首选含化硝酸甘油或冠状动脉内推注硝酸甘油)常可使冠状动脉痉挛迅速缓解,避免严重后果。

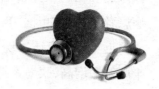

二、为什么会得冠心病

1 冠心病的病因是什么

冠心病是多病因的疾病,是多种因素作用于不同致病环节所致,这些因素被称为冠心病发病的危险因素。

目前,公认的冠心病的主要致病原因为冠状动脉粥样硬化。动脉粥样硬化是血管局部损伤的一种保护性炎性 - 纤维增殖性反应。各种危险因素都通过损伤动脉内膜使血管内皮细胞及白细胞被激活,并参与损伤部位的炎性 - 增殖反应。若危险因素持续存在,血管内皮持续受损,这种原本具有保护性的反应就会变得过度,最终引起粥样斑块形成,导致疾病。

2 什么样的人易患冠心病

具有越多危险因素的人群,罹患冠心病的风险越大。目前认为,全人群冠心病的主要危险因素是年龄(男性≥45岁,女性≥55岁)、性别、高血压、高胆固醇血症、吸烟、糖尿病及家族史等,其中高血压、高胆固醇血症、糖尿病和糖耐量异常以及吸烟被认为是最重要的。有人估计,2/3 的冠心病患者是这几种因素单一作用或联合作用引起的。

近年的研究还发现了一些与冠心病相关的新的危险因素,如血中同型半胱氨酸增高,胰岛素抵抗增强,血中纤维蛋白原及一些凝血因子增高,白细胞介素 -6、白细胞介素 -18 和肿瘤坏死因子 -α 等水平升高,病毒及衣原体感染以及酗酒、精神心理因素、缺乏运动等。其中很多危险因素在日常生活中常见,可以通过改变生活方式加以干预。

③ 为什么高血压患者易患冠心病

高血压是因原发或继发原因引起的,以血压升高为主要临床表现,伴或不伴有多种心血管危险因素的综合征。其常用诊断标准为收缩压≥140毫米汞柱和(或)舒张压≥90毫米汞柱。高血压可根据血压升高水平分为1、2、3级,并且可根据危险因素、靶器官损伤和同时合并的其他疾病进行危险分层。

高血压是目前我国最常见的慢性病之一,也是冠心病等心脑血管病最肯定、最重要的危险因素。高血压引起的心血管疾病中冠心病占20%~30%,而在冠心病患者中有 60%~70% 患有高血压。两者之间相互影响,互为因果:冠心病的发病率和死亡率随血压的升高而增加,尤其与舒张压升高关系密切;高血压患者的冠心病发生率是无高血压患者的 4 倍左右,并且高血压合并冠心病者,冠心病病情比血压正常者更为严重,冠状动脉的病变更为广泛。

高血压主要通过以下两方面引起冠状动脉损伤:

(1) 损伤动脉血管内膜:①血压越高,血液对动脉管壁的压力就越大。过高的血压对动脉壁的压迫和血流对动脉壁的冲击作用,可使动脉内膜发生机械性损伤。②由于血压增高导致冠状动脉管壁受到的压力增高,被动性牵张程度增加,血管内皮下平滑肌细胞受到相应刺激而增生,使得动脉壁弹力纤维、胶原纤维和黏多糖增多,减少了对动脉壁上胆固醇等致粥样斑块形成物质的清除。③过高血压对管壁的压迫作用可使动脉壁的营养供应发生障碍,间接促进了动脉内膜的损伤。

(2) 神经内分泌紊乱:高血压患者常存在交感神经系统活性亢进及肾素 - 血管紧张素 - 醛固酮系统的过度激活,体内儿茶酚胺类物质及血管紧张素 Ⅱ 等物质分泌增多,可直接损伤动脉管壁,使冠状动脉痉挛,促使冠状动脉粥样斑块形成,作用于心肌及冠状动脉等心血管组织,可加重受累冠状动脉管腔的狭窄、硬化,改变心室、心肌正常结构,加重冠心病的心肌缺血。

 为什么糖尿病患者易患冠心病

糖尿病是一种全身性代谢紊乱性疾病,在我国也属于常见慢性病。其常用诊断标准为空腹血糖≥7.0毫摩尔 / 升,或口服糖耐量试验进食后 2 小时血糖≥11.1毫摩尔 / 升,或糖尿病症状加任意时间血糖≥11.1毫摩尔 / 升。

糖尿病是冠心病的重要危险因素也是被公认的。与非糖尿病患者人群比较,糖尿病患者人群中动脉粥样硬化的患病率较高,发病年龄较轻,病情进展较快。

糖尿病增加冠心病发病风险的可能原因如下:①糖尿病和冠心病具有多种共同危险因素,如 2 型糖尿病患者常合并高血压、血脂异常、高凝状态、高胰岛素血症、肥胖等,即往往表现为代谢综合征,而这些正是动脉粥样硬化的危险因素。其中,十分重要的环节是糖尿病患者机体对胰岛素产生抵抗,体内胰岛素生物学功能减弱,进一步导致血糖水平升高、血甘油三酯水平升高、高密度脂蛋白水平减低、血浆纤维蛋白原水平升高等多种冠心病危险因素的产生。近年提出的"共同土壤学说"指出,无论糖尿病大血管(如心血管、脑血管及下肢血管)并发症还是微血管(如肾、神经和视网膜)并发症,都有一个共同的发病机制——氧化应激,即氧化应激是胰岛素抵抗、糖尿病和心血管疾病的共同发病基础。②冠心病的危险因素对糖尿病患者危害更大,并且与糖尿病有乘积效应。有研究表明,糖尿病患者发生心血管病的风险比携带两个主要心血管病危险因素(其中一个为高血压)

的非糖尿病患者高 24%。其可能的机制是：在高血糖状态下，糖氧化产物、糖基化产物、脂质氧化产物均增加。这些产物一方面直接导致血管内皮功能紊乱，加速泡沫细胞形成；另一方面导致氧化应激反应明显增强。氧化应激反应不但参与糖尿病慢性并发症的发生和发展，而且是血脂异常、高血压、吸烟等心血管病危险因素导致内皮损伤的共同机制。因此，糖尿病合并其他危险因素后产生乘积效应，形成恶性循环，加速了动脉粥样硬化的进展。

此外需要指出的是，糖尿病患者并发冠心病时，由于糖尿病对感觉神经的损伤，使得患者的临床症状出现得迟或轻微，甚至被掩盖，患者可不出现典型心绞痛症状或胸痛症状轻，甚至有些患者已经发生严重心肌缺血，却仍无特殊不适。这一类患者须提高警惕，加强对病情的监测及对心血管事件的预防。

⑤ 什么是高脂血症，为什么高脂血症患者更易患冠心病

在解释什么是高脂血症之前，需要简单了解什么是血脂。血脂是血浆中的中性脂肪（甘油三酯和胆固醇）和类脂（磷脂、糖脂、固醇、类固醇）的总称。脂质由于不溶或微溶于水，在血浆中必须与蛋白质结合以脂蛋白的形式存在，即血脂蛋白。

血浆中的甘油三酯（TG）主要存在于 CM 及 VLDL 中，而胆固醇主要以低密度脂蛋白（LDL）、IDL 及 HDL 的形式在血液中运输。通常，临床监测的胆固醇项目除了血总胆固醇（TC）外，主要是低密度脂蛋白胆固醇（LDL-C）和高密度脂蛋白胆固醇（HDL-C）。前两项即常说的"坏的胆固醇"，而 HDL-C 根据其生理功能，可以说成是"好的胆固醇"。目前认为，VLDL、LDL、CM 水平升高可增加冠心病发病风险，而 HDL 可降低血中胆固醇含量，对冠状动脉具有保护作用，因此被认为是冠心病的保护因素。

临床上可将高脂血症简单地分为高胆固醇血症（血浆总胆固醇≥6.22毫摩尔/升）、高甘油三酯血症（血浆甘油三酯≥2.26毫摩尔/升）、混合性高

脂血症(血浆总胆固醇及高密度脂蛋白均高于正常上限)和低高密度脂蛋白胆固醇血症(血浆高密度脂蛋白胆固醇≤1.04毫摩尔/升)。

上述高脂血症均可通过以下几方面增加冠心病患病风险:①增加血液黏稠度,使血流速度变慢,引起血液中的纤维蛋白原与血小板粘连,形成微小血栓,导致微循环淤滞,如果累及冠状动脉,则造成心肌局部供血不足,心肌缺血、缺氧。②过多的LDL经氧化形成氧化修饰的低密度脂蛋白(ox-LDL),其与胆固醇沉积在动脉管壁上或进入动脉壁内,均可引起血管内皮功能性损伤,并最终导致动脉粥样斑块形成、血管硬化、管腔狭窄。③血脂增高亦是高血压、糖尿病等冠心病危险因素的危险因素。因此,高脂血症患者罹患冠心病的风险大大增加。

6　高胆固醇血症和高甘油三酯血症对冠心病的影响有什么不同

由前述我们已经知道,血清中胆固醇主要以低密度脂蛋白胆固醇(LDL-C)及高密度脂蛋白胆固醇(HDL-C)的形式存在。现代研究表明,总胆固醇和冠状动脉疾病(CAD)事件(包括不稳定心绞痛、急性心肌梗死、冠心病猝死等)多数是由于LDL-C的存在,并且在冠状动脉粥样硬化性冠状动脉疾病中,LDL-C起着致命性的病因作用。流行病学、实验室和临床研究提示,血总胆固醇(TC)和冠心病之间紧密相关,并LDL升高是最危险的因素。LDL-C每增加1%,CAD风险事件增加2%~3%。在缺少其他冠心病危险因素时,血清LDL-C升高亦明显增加冠心病的发生率。目前,将LDL-C归为Ⅰ类冠心病危险因素,即危险因素明确地与发生冠心病的风险相关,对危险因素的干预治疗可显著降低冠心病事件的发生率。高密度脂蛋白胆固醇(HDL-C)占TC的20%~30%。一些研究证明,HDL可以保护和逆转动脉粥样硬化的发展,而HDL-C降低0.026毫摩尔/升,冠心病风险事件增加2%~3%。这种逆相关,在无论男女、有无症状以及是否已经确诊的冠心病患者中均可看到。

血清中的甘油三酯(TG)主要存在于VLDL及CM中,血清总甘油三酯水平升高目前也被认为与冠心病的发生密切相关,已被列为独立的冠心病危险因素。但 TG 对冠心病的影响可能不是直接通过 VLDL 和 CM 对血管内皮的损伤,而是通过 VLDL 代谢为 LDL-C 以及 CM 被降解为乳糜微粒残余颗粒,参与到血管损伤及冠状动脉粥样硬化斑块形成的病理生理过程中。并且,血清 TG 水平升高与 TC、LDL-C 和 HDL-C 的水平异常明显相关。

⑦　为什么肥胖者更容易患冠心病

在讨论这个问题之前,我们先给出肥胖的判断标准:①体质指数(BMI),即体重(按千克计)/身高^2(按米计),>24 千克/平方米为超重,≥28 千克/平方米为肥胖。②近年,在预测冠心病风险时,腹型肥胖(中心性肥胖)更受关注,即腰围男≥90 厘米,女≥85 厘米。

为什么肥胖会增加患冠心病的风险呢? ①肥胖者体液量(包括血液总量)增多,使得心脏负担增加,心肌代偿性肥厚,更易出现冠状动脉供血相对不足,严重者可出现较明显的心肌肥厚、心腔扩大,心脏正常收缩和舒张功能下降,在冠状动脉已有病变的基础上,诱发冠心病。②肥胖者不仅体重大,而且常存在不健康的饮食及其他生活习惯(如喜食油腻及含糖量高的食物、缺乏运动等),合并高血压、血脂异常、痛风、糖尿病等一种或多种疾病(即代谢综合征)。这些都是冠心病的危险因素,极大地增加了肥胖者

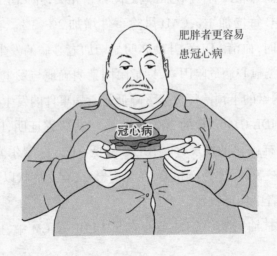

肥胖者更容易
患冠心病

罹患冠心病的风险。③肥胖者脂肪组织可分泌一系列细胞因子，促发体内炎症反应，损伤血管内皮。

⑧　代谢综合征与冠心病有何关系

2007 年中国成人血脂异常指南中建议的代谢综合征诊断标准为具有以下三项或三项以上：①腹部肥胖：腰围男性≥90 厘米，女性≥85 厘米；②血甘油三酯≥1.7 毫摩尔/升；③血高密度脂蛋白胆固醇 <1.04 毫摩尔/升；④血压≥130/85 毫米汞柱；空腹血糖≥6.1 毫摩尔/升或糖负荷后 2 小时血糖≥7.8 毫摩尔/升或有糖尿病史。

代谢综合征的中心环节是肥胖和胰岛素抵抗，其主要组成为肥胖症（尤其是中心性肥胖）、2 型糖尿病或糖调节受损、血脂异常以及高血压，但它所涉及的疾病状态尚包括非酒精性脂肪肝病、高尿酸血症（常表现为痛风）、微量白蛋白尿、血管内皮功能异常、低度炎症反应、血液凝固及纤维蛋白溶解系统活性异常、神经内分泌异常和多囊卵巢综合征等，而且还可能不断增加新的疾病状态。

不难看出，代谢综合征作为多种心血管病危险因素的集合，其致冠心病的危险性要大于单纯患糖尿病、高血压或血脂异常等，因此，需要早期诊断、积极治疗（服用降压药、调血脂药、胰岛素增敏药等），控制危险因素，改变饮食及生活习惯，以预防或逆转对冠状动脉在内的心血管系统造成的损害。

⑨　年龄、性别与冠心病的发病有何关系

（1）年龄：冠心病患者多见于 40 岁以上的中老年人，尤其是 49 岁之后病情进展较快。有研究表明，冠心病发病率随年龄增长而升高，如北京 35~74 岁居民，年龄每增长 10 岁，冠心病的发病率增加 1~3 倍，脑卒中发病率增加 1~4 倍。这是由于多数危险因素水平随年龄的增长而升高，虽然年龄越大增高的速度越慢，但由于老年人发病率增高，故绝对危险仍很高。需要注意的是，动脉粥样硬化是一个漫长的过程，开始于少儿期，青年期即

可有病理解剖上的改变(脂质条纹生成)。近年来,由于生活水平提高等原因,冠心病的发病年龄亦有年轻化趋势。

(2) 性别:绝经前女性较男性发病率明显低[发病人数男∶女=(2~5)∶1]且发病年龄比男性晚10年,但绝经后女性发病率与男性并没有明显区别。这是因为女性绝经后雌激素分泌水平显著降低,而雌激素能影响脂类代谢,降低血浆胆固醇水平,增加高密度脂蛋白,减少低密度脂蛋白,防止动脉粥样硬化和高脂血症。此外,雌激素还具有改善血管内皮的功能。雌激素水平过高(如口服避孕药)或过低(女性绝经后),可影响糖和脂肪的正常代谢,导致肥胖、高血压和糖尿病等,促使冠心病发生、发展,同时还可以促进血栓形成、冠状动脉痉挛,诱发心肌梗死。

⑩ 睡觉常打鼾的人患冠心病的风险更大吗

睡觉打鼾的人多有上呼吸道(特别是鼻、咽部位)狭窄的病理基础,如肥胖、变应性鼻炎、鼻息肉、扁桃体肥大、舌体肥大、舌根后坠、下颌后缩等。这类人群出现打鼾症状的同时常伴有睡眠呼吸暂停的现象,呼吸气流中断常在20~30秒(长者可达2分钟以上),患者可被憋醒,有心慌、胸闷或心前区不适感。每晚睡眠过程中呼吸暂停反复发作超过一定次数,即可考虑诊断为睡眠呼吸暂停低通气综合征。

打鼾憋气与心血管疾病的发生关系密切。打鼾憋气可对心血管系统造成一系列短期和长期的损害,它们可能是一些心血管疾病的诱因,或者可能加重已有心血管疾病的病情,表现为增加高血压、冠心病心肌梗死、心律失常的发生率,使病情更为严重。患者夜间反复发生呼吸停止和缺氧,经神经和体液因素使交感神经张力增高,可造成夜间及早晨血压增高。

有报道,中度以上打鼾憋气的患者,4年后发生高血压的机会是正常人的3倍;一半以上的打鼾憋气患者患有高血压,30%的高血压患者患有打鼾憋气;使用家用小型呼吸机迅速纠正患者夜间发生的打鼾憋气,明显纠正或减轻高血压,使难治性高血压获得良好控制。此外,睡眠呼吸暂停综合征是夜间不明原因胸闷、胸痛、冠心病发作及心律失常的重要原因。有

10% 的打鼾憋气患者患有心律失常,经冠状动脉造影检查发现约 37% 的男性和 30% 的女性打鼾憋气患者患有冠心病。近年,已有研究表明,睡眠低通气呼吸暂停综合征和冠心病之间存在因果关系。因此,对于打鼾人群,更应加强冠心病的预防、早期诊断和治疗。

11 吸烟者更易患冠心病吗

烟草中含有多种有害物质,其中与冠心病发生有关的化学物质有 10 余种,主要是尼古丁和一氧化碳。

这些有害物质是如何影响心血管系统的呢? ①影响血脂代谢,使有益的高密度脂蛋白胆固醇水平降低,损害血管内皮正常功能及结构完整性;②使心率与心输出量增加,促使血管收缩而使血压升高,这些均使心脏负担增加;③使血小板聚集率增加及循环中纤维蛋白酶原增加而增加血液黏滞性。而这些正是增加冠心病发病的危险因素。同时,吸烟还会增强其他危险因素的作用,并因此促进急性心血管病事件的发生(如血栓形成、斑块破裂等)。

吸烟者发生致命性心血管病事件的概率是非吸烟者的 5.5 倍,心血管病死亡率增加 50%。并且,吸烟量与心血管病风险成正比。吸烟者戒烟后,可使心脏病事件发生率可少 4%~7%,减少纤维蛋白和血小板黏附的不利作用,逆转吸烟引起的血液中碳氧血红蛋白增加,降低对 HDL-C 和冠状动脉血管收缩的不利影响。因此,对具有冠心病危险因素者或已确诊的冠心病患者,戒烟是十分必要的。

12 饮酒是冠心病的危险因素吗

研究表明,适量饮酒与冠心病事件风险呈逆相关。其原因可能是因为少量饮酒可抑制血小板聚集,防止血液黏稠度增高及血栓形成,因此起预防心肌梗死的作用。临床和实验研究证实,大量饮酒(白酒 >14 杯 / 周或 2 杯 / 天,1 杯白酒含酒精 132 克,相当于 124~180 毫升葡萄酒、355 毫升啤酒、45 毫升烈性酒）可增加心脏和肝脏的负担，直接损害心肌和血管内壁，造成心肌能量代谢障碍，抑制脂蛋白脂肪酶，促使肝脏合成前 β 脂蛋白，使血中 β 脂蛋白（即 LDL-C，主要含胆固醇）消失减慢，甘油三酯水平上升，促进动脉粥样硬化的形成。有研究报道，一组 25~64 岁男性，每个月饮白酒 0.55~1.5 千克时，血清 HDL-C 含量明显高于非饮酒组，但是如果继续加大饮酒量，则 HDL-C 不再增高；并且随饮酒量增加，血清总胆固醇水平升高，冠心病的死亡率增加 2 倍。此外，一些研究提示，与饮用啤酒或烈性酒相比，饮用葡萄酒可以减小冠心病风险，但其机制尚未得到全面的阐明。

总之，目前较普遍的观点是冠心病患者或普通人群可以少量饮用优质的低度白酒或葡萄酒，但应严格限制酒精的摄入量，尤其冠心病患者应禁止饮用烈性酒或过量饮酒。

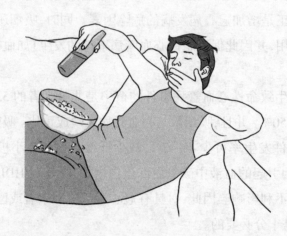

⑬　冠心病有家族遗传性吗

冠心病发病具有明显的家族性。父母之一患冠心病，其子女患病率为双亲正常者的 2 倍；父母均患冠心病，其子女患病率为双亲正常者的 4 倍；当家族中有年龄 <50 岁时患动脉粥样硬化者，其近亲得病的机会可 5 倍于家族无此情况者。

很多学者认为,冠心病具有明显家族性的特点,是多种因素共同作用的结果,也就是说内在的遗传性因素,结合了外部的如不良生活方式等其他危险因素,才使得同一家族中冠心病的发病率升高。

(1) 遗传性因素:这类家族的成员常有常染色体显性遗传所致的家族性高脂血症,是冠心病的高危因素。此外,其他冠心病危险因素,如高血压、糖尿病、肥胖、性格特征等也具有遗传倾向。近年,科学家已克隆出 200 种以上与人类动脉粥样硬化危险因素相关的易感或突变基因。

(2) 家庭影响:家庭成员会受家庭中不良生活习惯的影响,如共同的高脂、高热量、高盐等饮食习惯,父母吸烟导致子女吸烟或被动吸烟等,这些均是冠心病的高危因素。

14 哪些不良生活方式会增加冠心病发病风险

除了前述吸烟、酗酒等不良嗜好可增加冠心病发病风险,与冠心病发病息息相关的不良生活方式尚有缺乏运动、长时间从事脑力活动、睡眠失衡、长期熬夜等。

(1) 缺乏运动:很多流行病学研究显示,体力活动少是血管病及所有病因死亡的强烈的和独立的危险因素。缺乏运动是造成超重、肥胖的重要的一,而适量的运动和体力活动可使高脂血症患者血清低密度脂蛋白、极低密度脂蛋白和甘油三酯水平下降,高密度脂蛋白胆固醇水平升高。这对于预防心血管事件的首次发生及已有心肌梗死史、搭桥手术和冠状动脉介入治疗史等冠心病患者再次发生心血管事件均是有益的。

(2) 长时间从事脑力活动:一般认为,与体力劳动者相比,脑力劳动者的冠心病患病率较高(一些调查研究的结果并不完全一致)。可能是因为:一方面,脑力劳动者静坐时间长、缺乏体力活动,更易致肥胖、心肺功能下降等,加之长时间脑力活动使人感到疲劳而懒于参加体力活动,更加重了这种情况;另一方面,长期的强脑力活动、精神紧张,可造成神经内分泌功能紊乱,血中儿茶酚胺、肾上腺皮质激素水平升高,血压上升,还可造成脂代谢紊乱,血胆固醇水平周期性升高,并进一步影响凝血机制,使血小板聚集性增高,损伤内皮。

(3) 睡眠时间不均衡以及长期熬夜:有研究表明,每天睡眠不足的女性和每天睡眠过多的女性,患心脏病的概率均比每天睡眠 8 小时的女性明显要增高。丹麦国家职业健康研究学院的专家曾在全国开展了一项大规模调查,结果表明,夜间工作者更易患冠心病。虽然机制尚不十分清楚,但可以肯定的是,这种不良的生活方式干扰了人体正常的生物节律,易致体内脏器功能失调,使得人的整体身体功能下降,无益于健康。

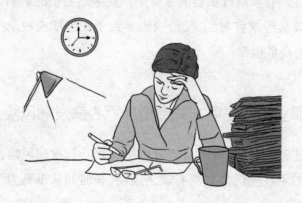

15 哪些不良饮食习惯会增加冠心病发病风险

饮食习惯与心血管疾病关系密切。

长期、过量摄入高脂肪、高胆固醇食物,如动物内脏(肝、肠)、鱼子、蛋黄、蟹黄、贝壳类等,超出了肝脏的清除能力,可导致血脂升高。糖类(碳水化合物)摄入过多,可影响胰岛素分泌,加速肝脏极低密度脂蛋白合成,易引起高甘油三酯血症。胆固醇和动物脂肪摄入过多,也会造成高胆固醇血症。食物中的饱和脂肪酸可使血胆固醇水平增加。所以,控制饮食中胆固醇及饱和脂肪酸的摄入是预防高脂血症的重要措施。

高盐饮食者可因过量摄入钠,使体内因钠水潴留而增加体液量,从而增加心脏负担,以致血压升高。

此外,一些学者认为人体缺乏铬、锌、铜、硒、镁等微量元素也与冠心病发病风险增加相关。其机制可能与减慢血液中胆固醇代谢,促进动脉粥样斑块形成,血管内皮免疫调节及抗氧化功能降低有关。

⑯ 不良情绪会增加冠心病发病风险吗

当今社会,生活节奏快、竞争压力大,容易使人产生不良情绪。短暂的不良情绪可很快恢复至正常,但若不良情绪状态长期存在,则会对身体造成损害,增加心血管系统疾病风险。

若人经常情绪激动,或长期忧郁、焦虑,神经总处于紧张状态,会使交感神经过度兴奋,体内分泌过多儿茶酚胺而使血压升高、血管收缩,心跳加快;增加体内葡萄糖和游离脂肪酸的含量,使脂代谢紊乱,脂质易在血管壁沉积,并且刺激冠状动脉内皮发生氧化应激反应,引发冠状动脉粥样硬化及冠心病事件。情绪激动还可能引起冠状动脉痉挛,导致心肌缺血、缺氧。消极情绪会引起血小板黏滞性增高,使血栓增多,形成微血栓,导致心肌梗死。

⑰ 冠心病的发病与个人性格有关系吗

美国心脏病学家弗里德曼和罗林曼把人的性格分为 A、B 两种类型。国外有研究表明,与 B 型性格者相比,A 型性格者的心肌梗死发病率增加 2~4 倍。国内也有资料表明,冠心病患者中,A 型性格者占 70.9%。

A 型性格主要表现为:雄心勃勃,工作认真,办事讲效率,节奏快,追求的目标可能远超过自己的能力;有时间紧迫感,争强好胜,遇到困难也不罢休;事必躬亲,对别人做的事总是不放心;进取心强,对任何事都有不满足感;四处奔忙,一件事没有做完,又去做另一件事;有事业心,为了工作甚至忘记个人病痛。B 型性格的人则做事较为从容,慢条斯理;随和,易相处;不争强好胜。

A 型性格的人由于过于追求事业和功名,常忽略个人健康状况,不懂得劳逸结合,常使自己整天处在紧张和压力之中。其后果往往是因长期的精神紧张和疲劳以及不健康的生活方式,导致大脑皮质长期处于疲劳状态,自主神经功能紊乱,交感神经过度兴奋,从而引发一系列心血管反应,使血压升高,心脏负担增加,血管内皮功能受损;同时,促进血小板聚集,增大血液黏稠性和凝固性,影响脂质代谢,使血脂增高。此外,精神紧张或突然的情绪激动也会诱发血压急剧升高,诱发严重的心脑血管事件(如脑出血、急性心肌梗死等)。

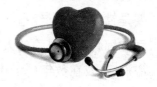

三、如何预防冠心病

1 冠心病能预防吗

　　冠心病的危险因素可分为不可逆转因素和可逆转因素。前者主要包括遗传、年龄、性别,后者主要包括高血压、血脂异常、吸烟、肥胖、体力活动减少、糖尿病和心理精神等因素。这些可逆转因素经过积极的干预,可以减低其不良影响甚至完全纠正。也就是说,纠正冠心病危险因素,可以大大降低冠心病发病风险,预防冠心病。

2 什么是冠心病的一级预防

　　关于冠心病的一级预防,简单地讲,就是防患于未然。一级预防又叫病因预防,是预防冠心病发生的根本预防措施,即对冠心病危险因素(如过早患冠心病的家族史、吸烟、高血压、高胆固醇血症、糖尿病、肥胖等)进行干预,包括长期预防和短期预防:长期一级预防是要终身减少冠心病的风险,防止冠状动脉粥样硬化症的发生和进展,预防和治疗冠心病的危险因素,修正不健康的生活方式,甚至从早年就开始进行干预;短期一级预防主要是针对所有已经存在并正在发展的冠状动脉粥样硬化症和有急性冠状动脉综合征高风险的人群,加强干预治疗,预防或减少即将发生的新的冠心病,以及在数年(≤10年)内减少急性冠状脉综合征的发生,其中最重要的组成部分是修正不健康的生活方式。多数短期预防的人群比长期预防的人群更需要药物治疗,以较快减少危险因素的影响。

一级预防的策略是:筛查高风险人群,修正危险因素,必要时对高风险人群给予治疗干预,强调多因素长期干预。

一级预防主要内容如下:①控制血压:目标血压值 <140/90 毫米汞柱;心力衰竭、肾功能不全者 <130/85 毫米汞柱;糖尿病患者 <130/80 毫米汞柱。凡收缩压≥130 毫米汞柱或舒张压≥85 毫米汞柱者,开始生活方式干预;若改变生活方式不能使血压达标,需要个体化地给予降压药物治疗。②合理调节饮食结构及热量摄入,避免超重:理想的体质指数为 18.5~24.0 千克/平方米;男性腰围应 <85 厘米,女性腰围应 <80 厘米;男性腰臀比(腰围/臀围)应 <0.90,女性应 <0.85。提倡通过合理的饮食搭配及锻炼控制体重,不主张节食或药物减肥。③防治高脂血症,降低血脂水平:主要调脂目标为血清低密度脂蛋白胆固醇 <2.6 毫摩尔/升;次要目标为血清总胆固醇 <5.10 毫摩尔/升,甘油三酯 <1.71 毫摩尔/升。④戒烟、戒酒。⑤积极治疗糖尿病:通过控制饮食、改变生活方式及口服药物和(或)注射胰岛素等方法治疗糖尿病,主要是降低血糖和防治并发症。血糖控制目标为空腹血糖 <6.11 毫摩尔/升,餐后 2 小时血糖 <11.1 毫摩尔/升。⑥生活方式干预,包括合理饮食、坚持适度锻炼、保持健康心理等。

③ 有冠心病危险因素的人应如何进行体育锻炼

适量的体育锻炼有助于增强人体功能,改善高血压,降低血糖、血脂,增强自理能力,改善情绪。因此,在冠心病的一级预防中,坚持体育锻炼是十分重要的生活方式干预内容。

对于有冠心病危险因素的人群,体育锻炼应强调规律、适度、适量。

（1）规律运动：锻炼应长期坚持，最好每周坚持5天以上，每次坚持不少于30分钟（但时间也不应过长）；选择相对不易发生心血管事件的时间段（如晚上7~9点），避开易发生心脑血管事件的时间段（如清晨）；要循序渐进，不能急于求成，并注意安全，防止摔伤、关节及韧带损伤等。

（2）适度锻炼：锻炼既要达到足够的强度并持续足够的时间太小，也不能过于剧烈，以免适得其反。建议采用中等强度的有氧运动作为锻炼的主要方式。所谓中等强度，可以运动后每分钟心跳次数为标准，达到最大心率的50%~70%即可。一般40岁人群的心率控制在140次/分，50岁人群控制在130次/分，60岁以上人群应控制在120次/分以内（心动过缓患者不能以此为标准）。或者运动的量相当于快步走6000步左右，运动后每分钟心跳次数应达到170次减去年龄数。并且，最好每周至少进行2次抗阻训练以及一定的力量训练（如负重训练）。运动的种类可以选择步行、骑自行车、正常速度爬楼梯、慢跑、打太极拳、做保健操等项目。美国疾病预防控制中心以及国家健康学院公布的运动建议中推荐的运动方式有快步走、慢跑、游泳、爬山、各种球类运动等。应指出的是，如果选择游泳、爬山和球类运动，更应循序渐进，运动前做好准备活动，并且不可过快或者过于剧烈，有任何不适即应停止。

（3）开始运动锻炼前应进行全面体检，对自己的身体状况做一个较为

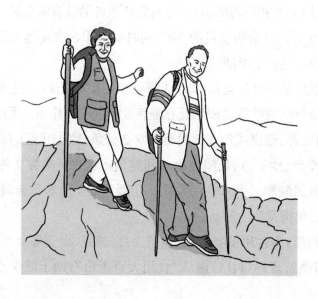

明确和客观的判断,尤其是对心功能、重要脏器功能、重要血管状况做出评价,并根据这些检查结果,在医生指导下进行锻炼,这样才可以进一步保证运动锻炼所带来的益处,并减小可能因此发生的风险。

④ 有冠心病危险因素的人应如何合理控制饮食

回顾冠心病的危险因素,特别是"三高",即高血压、高血脂、高血糖,不难发现其和我们日常生活中不良饮食习惯的联系,包括吃得过咸、过油、过甜、过多以及主食过精等。所以,有效预防冠心病的发生,需要调整饮食方式,坚持健康饮食。

(1) 脂肪:很多人认为脂肪就是油、肥肉,是脂肪就最好就别碰。其实,这是种片面的观点。不同食物含有的脂肪种类不同,对人体的作用也不同,在预防冠心病方面也应区别对待。

减少饱和脂肪酸摄入:动物脂肪多为饱和脂肪酸,易在动脉血管壁上沉积,形成动脉硬化,引发心脑血管疾病。研究显示,高脂肪饮食可能与胰腺癌、前列腺癌有关,还会形成脂肪肝、胆结石、肥胖病、糖尿病,有害健康。营养学家认为,每人每天摄入脂肪的量应控制在体重(千克数)×0.45 以内。例如,70 千克体重的人,脂肪摄入量应在 31.5 克以内。

适当增加不饱和脂肪酸摄入:心血管病患者的饮食必须减少动物脂肪的用量(每日不超过脂肪总量的 9%),同时要食用富含不饱和脂肪酸的油类,如花生油、豆油、玉米油等。

鱼类:特别是深海鱼类富含 ω-3 脂肪酸。有研究证明,进食 ω-3 脂肪酸后,在较短时间内就可发挥降低心脏病发病危险的作用。美国心脏学会的饮食指南推荐,健康成年人每周至少吃 2 份鱼(约 170 克),特别是鲭鱼、湖红点鲑、鲱鱼、沙丁鱼、长鳍金枪鱼和鲑鱼。这些鱼类含 2 种 ω-3 脂肪酸(二十碳五烯酸和二十二碳六烯酸)。但要注意工业和重金属污染,食用安全、新鲜的鱼肉及鱼油制品。

(2) 蛋白质:多食用植物蛋白,包括大豆、豌豆、黑豆等豆类及豆制品。美国食品药品管理局(FDA)确认"食用大豆蛋白有助于减少心血管发病

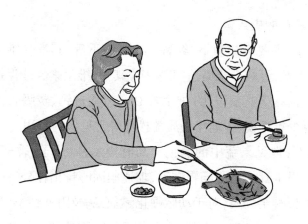

率",并认为,每天食用含有 25 克大豆蛋白的低饱和脂肪和低胆固醇的食品,可使血清中胆固醇浓度可降低 9.3%。胆固醇浓度每降低 1%,患心脏病的危险就降低 2%~3%。

合理摄入其他优质蛋白:主要有牛奶、鸡蛋、鱼、家禽等。其中牛奶含人体必需氨基酸,钙质丰富而易于消化吸收。据统计,我国人均消费的奶及奶制品只有英美人的 1/50、印度人的 1/30、泰国人的 1/3。提倡在喝牛奶时,把奶皮去掉,少加糖或者不加糖;鸡蛋最好一天不超过一个。食用家禽肉类时应将皮和脂肪去掉,以减少动物脂肪的摄入。

(3) 食用盐:吃得太咸是高血压发病的一个重要因素。吃盐过多还会损伤胃的黏液层,易得胃炎、胃溃疡和胃癌,并且易引起水肿,增加人的疲劳感。营养学家建议每人每天以食用 5 克盐为宜。据中国营养学会调查,我国北方居民每人每天约摄入 15~18 克盐,南方人大约 10~12 克盐,都已明显超标。

(4) 新鲜蔬菜及水果:提倡多吃新鲜蔬菜、水果,其富含各种维生素、矿物质、纤维素,有益健康。营养学家建议每人每天蔬菜和水果的摄入以不少于 500 克为宜。腌制、泡制的食品多含亚硝胺等致癌物质,不宜多吃。各种颜色的蔬菜、水果对人体各有益处:

绿色蔬菜:①富含叶酸:叶酸能有效清除血液中过多的同型半胱氨酸,从而起到保护心脏的作用。②含有丰富的维生素 C:维生素 C 有助于增强身体抵抗力,预防疾病。工作紧张、长时间操作电脑和吸烟的人应每天适当增加维生素 C 的摄入量。

黄色蔬菜:主要有胡萝卜、红薯、玉米、南瓜等,其富含维生素 A、维生素 D 和胡萝卜素,可减少感染、肿瘤发病。其中,维生素 A 能保护胃肠黏膜,防止胃炎、胃溃疡等疾病发生;维生素 D 具有促进钙、磷吸收,防治对于儿童佝偻病、青少年近视、中老年骨质疏松症等常见病的作用。

黑色果蔬:常见果蔬中的黑色食品有黑木耳、茄子、香菇、海带、紫菜等。其中:①黑木耳能刺激肠胃蠕动,加速胆固醇排出体外,并预防尿路结石;含抗血小板凝结物质,对于动脉硬化、冠心病及阻塞性卒中有较好的保健效果。每天吃 5~15 克黑木耳,能显著降低胆固醇和血黏度,有助于预防血栓形成、老年痴呆和冠心病。②茄子中含有丰富的皂苷、维生素 E 和维生素 P,有降低胆固醇水平、提高毛细血管弹性的功能,对心脑血管有很好的保护作用。值得一提的是,在茄子外皮里,这些营养物质的含量最高,因此吃茄子连皮吃预防冠心病效果可能更好。③海带中含海带多糖,其纤维属于可溶性纤维,比一般蔬菜纤维更容易被大肠分解、吸收、利用,因此可以加速有害物质(如胆固醇)排出体外,降低体内血清胆固醇和甘油三酯含量,防止血栓和血液黏性增加,预防动脉硬化。④紫菜中含蛋白质、氨基酸、无机盐、叶黄素、叶绿素、磷脂等,其功效与海带相似,同时还有增强机体免疫力的功能。

红色果蔬:如红辣椒、番茄、红枣、山楂、草莓、苹果等。其中:①辣椒富含维生素 C、蛋白质、钙、磷、胡萝卜素、铁等成分,还含有一种名为辣椒素的物质,可加快新陈代谢,降低胆固醇、低密度脂蛋白胆固醇和甘油三酯水平,改善血液循环,预防冠心病和脑血管疾病。但食用时宜将辣椒籽去除,以免过强的辛辣刺激引起胃肠道不适和交感神经兴奋,增加心脏负担。同时,干辣椒不含维生素 C 等营养物质,故宜吃新鲜的辣椒。②番茄中富含维生素 C、维生素 P 等多种维生素,可以保护血管,促进胆固醇代谢;纤维素易与胆固醇所产生的生物盐结合,从而减少血液中胆固醇含量,起到抗动脉粥样硬化作用。生番茄的抗血栓作用更为显著,对于预防冠心病心肌梗死和脑梗死等疾病有很高的价值。每天晨起时体内水分不足,血液较易凝结,这时生吃番茄效果最佳。③苹果中含有糖、蛋白质、钙、磷、铁、锌、钾、镁、维生素、胡萝卜素、纤维素、果胶、黄酮等营养物质。其中,黄酮可降低冠心病的病死率,还有降血压、增强记忆力等作用;果胶能降低胆固醇,防止动脉硬化。因果胶和黄酮大部分都在果皮上,吃时最好不要削皮。④山楂中含有山楂酸、柠檬酸、维生素C、粗纤维、黄酮等,也具有扩张血管、降低胆固醇的功效。

白色果蔬:包括甜瓜、冬瓜、竹笋、花菜、莴笋等,经常食用可调节视力,安定情绪,对高血压、心脏病患者益处颇多。同时,因其富含纤维素,有润肠通便、减少肠道吸收胆固醇的功效,食用后易产生饱腹感,有助于减少食量、控制体重。

⑤ 有冠心病危险因素的人应如何保持健康心理

首先,要科学认识冠心病。通过接受科普教育、向医生询问等方式了解冠心病相关知识,尤其是常见诱发因素、危险因素及冠心病的症状,从而对自身身体情况做出大致判断,进而建立起"防冠心病于未然"的意识,同时避免不必要的心理压力,也有助于更好地预防冠心病心血管事件的发生。

其次,遇事要心平气和,尽量避免情绪激动。因为冠心病心绞痛、急性心肌梗死常发生于情绪激动或波动较大时。平日性格急躁、易激动或易压抑自己情绪的人,必须经常提醒自己,遇事要冷静,处事应心平气和。可通过转移注意、转换身处环境或合理宣泄等方式,或进行适当劳动或参加体育活动,缓解、释放内心的不良情绪。

此外还应做到与家人、邻居和睦相处;宽容待人,不斤斤计较,不因鸡毛蒜皮的小事就大发脾气。保持身心愉悦、轻松从容,有助于保持身心健康。

⑥ 什么是冠心病的二级预防

冠心病二级预防是指对已经发生了冠心病的患者早发现、早诊断、早治疗,目的是改善症状、防止病情进展、改善预后,防止冠心病复发。冠心病二级预防的主要措施有两个：一个是寻找和控制危险因素；另一个是可靠、持续的药物治疗。坚持二级预防能够有效针对病因进行治疗，有效减少复发。

近年来，国内又提出了针对冠心病二级预防的"三个 ABCDE"，对冠心病的二级预防做出了进一步指导。

(1) 三个"A"

阿司匹林(Aspirin)：即使用抗凝、抗血小板类药物。冠心病二级预防最常用的抗血小板药物为阿司匹林(如阿司匹林肠溶片)，可有效减少冠状动脉内血栓形成。阿司匹林二级预防剂量为每日 75~150 毫克，平均 100 毫克。

血管紧张素转换酶抑制剂(ACEI)：此类药物除降血压之外，还有明确的保护肾脏和心脏的作用，可用于治疗慢性心力衰竭。第一代 ACEI 代表药物有卡托普利(开博通)，短效，目前主要用于高血压急症时含服。第二代 ACEI 代表药物为依那普利，属于中效药。第三代 ACEI 代表药物有西拉普利、贝那普利、福辛普利、赖诺普利、培哚普利，大多每日服用一次。

血管紧张素 A 受体拮抗剂(ARB)：临床常用药物有氯沙坦、缬沙坦、厄贝沙坦、替米沙坦，可用于对 ACEI 治疗有禁忌或不能耐受者。ARB 作为慢性心力衰竭的基础治疗是 ACEI 的替代品。

(2) 三个"B"

β 受体阻滞剂(Beta-Blocker)：除了具有降血压、治疗劳力型心绞痛作用外，还是治疗慢性心力衰竭的基础药物之一，并可预防猝死，改善预后。临床常用药物有美托洛尔(脂溶性 β 受体阻滞剂)、比索洛尔(高度选择性 β_1 受体阻滞剂)、卡维地洛(兼有 α、β 受体阻滞作用)。

控制血压(Blood Pressure control)：控制血压是冠心病二级预防中最重要的措施。成年人理想血压应控制在 120/80 毫米汞柱左右。一般来讲，血压控制在 130/85 毫米汞柱以下，可减少冠心病急性事件和高血压并发症(如中风、肾功能损害和眼底病变等)。80 岁以上者另当别论。

体质指数控制(BMI control)：体质指数控制即减肥或减重，使 BMI 保持在 18.5~24.9 千克 / 平方米。另外，腰围也是评价肥胖或超重的指标：男

性腰围应 <90 厘米,女性腰围应 <80 厘米;男性腰围≥102 厘米,女性≥88厘米,患冠心病的危险大。

(3) 三个 "C"

调脂治疗(以降低密度胆固醇为主,Cholesterol):已有研究证实,冠心病的元凶是以低密度脂蛋白胆固醇为核心的脂质斑块在冠状动脉壁的内膜沉积。因此,冠心病调脂治疗中最重要的措施是降低低密度脂蛋白胆固醇。具体措施包括饮食控制和适当服用他汀类等降脂药物(如辛伐他汀、氟伐他汀钠、普伐他汀等)。把胆固醇降到 4.6 毫摩尔 / 升(180 毫克 / 分升)以下,可大大降低心肌梗塞的再发率。他汀类药物能显著降低总胆固醇、低密度脂蛋白胆固醇水平,轻度降低甘油三酯水平,升高高密度脂蛋白胆固醇水平。临床常用药物有辛伐他汀、洛伐他汀、普伐他汀、氟伐他汀、阿托伐他汀、瑞舒伐他汀,其中瑞舒伐他汀作用最强。最近循证医学研究结果显示,对于心肌梗死后患者,即使血清胆固醇正常也建议服用降脂药,尤其是他汀类药,这样能大大降低急性冠状动脉事件的发生率。此外,他汀类药物对稳定动脉粥样硬化斑块,预防经皮冠状动脉介入治疗(PCI)及冠状动脉搭桥术后再狭窄都具有积极而重要意义。

戒烟(Cigarette quitting):吸烟已明确是冠心病的主要危险之一,尤其促进中青年男性急性心肌梗死的发生。研究证明,戒烟 1 年能使冠心病风险降低 50%,戒烟 15 年能使心血管疾病风险降至常人水平。

中医中药(Chinese medicine):传统医学中活血化淤类药物具有降血脂、降血黏度、改善微循环、抗氧化、抗细胞凋亡、改善内皮功能等作用。

(4) 三个 "D"

预防和控制糖尿病(Diabetes control):重视糖尿病前期的糖调节异常(IGR),包括空腹血糖(IFG)异常(5.6~6.9 毫摩尔 / 升)和糖耐量(IGT)减低(口服葡萄糖耐量试验 2 小时血糖 7.8~11 毫摩尔 / 升)。糖尿病防治的五大措施包括糖尿病教育、病情监测、饮食治疗、运动治疗、口服降糖药物和应用胰岛素。

控制饮食(Diet):是控制体重的重要内容之一。合理膳食建议:早晨吃好,中午吃饱,晚上吃少;粗细粮搭配,肉蛋奶适量,蔬菜餐餐有;每顿八分饱,下顿之前不饥饿。

补充复合维生素(Decavitamin):主要包括 B 族维生素,如维生素 B_1、维生素 B_2、维生素 B_6、维生素 B_{12} 和叶酸等。研究已证实,高半胱氨酸血症易造成动脉粥样硬化,在高血压、冠心病的发病中起重要作用。高同型半胱氨酸(HCY)血症会直接损害动脉血管壁的内皮细胞,使血液中的胆固醇和甘油三酯等脂质沉积,形成动脉粥样斑块。我国居民的饮食结构及烹饪手段常导致 B 族维生素摄入不足,易导致高同型半胱氨酸血症的发生。而补充维生素 B_6、维生素 B_{12}、叶酸等维生素,可通过不同途径调节半胱氨酸的代谢,从而有效预防冠心病。

(5) 三个"E"

健康教育(Education):1992 年,著名的维多利亚宣言首次提出"健康四大基石"的概念,即合理膳食、适量运动、戒烟限酒、心理平衡。研究表明,科学的生活方式可以使高血压的发病率降低 55%,脑卒中的发病率降低 75%,糖尿病的发病率降低 50%,肿瘤的发病率降低 33%,而所花费用仅为医疗费用的 10%,并且能够提高生活质量。冠心病患者应学会一些有关心绞痛、心肌梗死等急性冠状动脉事件的急救知识,如发生心绞痛或出现心肌梗死症状时可含服硝酸甘油和口服阿司匹林等,这些措施能够减轻病情和降低病死率。

运动(Exercise):冠心病患者在病情平稳后,或发生心肌梗死后随着身体逐渐康复,可根据自身情况在医生指导下,适当参加体育锻炼及减肥。这样不仅可增强体质,也是减少再发生心肌梗死的重要举措。对于肥胖并且合并高血压、糖尿病等代谢综合征的患者,其疾病的核心是胰岛素抵抗,而运动可以改善胰岛素抵抗状态。大多数有早期和轻度的高血压、高血脂、糖耐量减低、肥胖等的患者,均可从运动中受益,有些人甚至可以避免或减少服药。

调节情绪(Emotion):抑郁、易怒、紧张等不良情绪是冠心病发作的重要因素,而乐观、稳定的情绪与心态是预防冠心病的重要因素。

冠心病患者应如何进行体育锻炼

　　冠心病患者应根据自身病情、年龄以及天气、季节、早晚时间段等情况,选择恰当的运动方式,进行适量运动。

　　运动量:较为准确且安全的确定运动量的方法为在医院进行运动平板心脏负荷试验,记录心电图,确定最安全心率和心脏功能容量后,结合临床情况,由医生给出合适的运动量。一般在院外或日常生活中,以下几点可以帮助冠心病患者估计和调整运动量:①早晨起床时感觉舒适,无疲劳感。②每周运动的总量应相当于快步走 10~20 千米。③运动强度以运动时稍出汗,轻度呼吸加快,但不影响对话为宜。④运动时最高心率每分钟不应超过 130 次(高龄者随年龄增长,控制心率逐减)。⑤参加运动锻炼的频率一般是一天 1 次,每次锻炼持续时间为 20~40 分钟,每周锻炼3~5 次。

　　运动方式:以有氧训练为主,包括步行、骑车、爬山、游泳、打门球、打乒乓球和羽毛球等。有节律的舞蹈、太极拳等也是适合的运动方式。

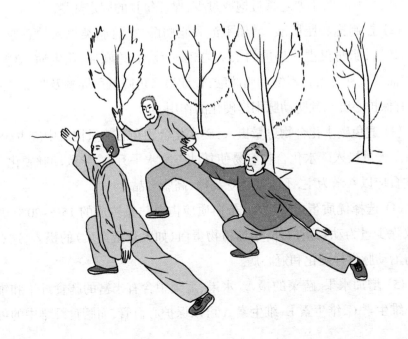

注意事项:冠心病患者不宜在寒冷天气进行户外锻炼,体质弱、病情不稳定及高龄者尤其应该注意。随着体力、体质逐渐改善,患者可以量力而行地进行一定的耐寒锻炼(如果感到有任何不适,应立即停止)。在炎热天气进行体育锻炼,应注意此时人体为散发热量,循环速度加快,心脏负担加重,出汗多,易缺水,如果补充水分不及时,不仅容易中暑,更会使血液变得黏稠,可诱发血栓形成,故应注意补水,并且不宜做剧烈运动。此外,清晨人的交感神经兴奋性高,是发生冠心病心血管事件的高发时间段,故不宜进行体育锻炼,较为合适的锻炼时间为下午 2 点午睡后或晚7~9 点。

⑧ 冠心病患者应如何合理控制饮食

在冠心病患者的患病和疾病发展过程中,常有饮食因素的参与。因此,在冠心病患者的二级预防中,调整饮食,合理搭配不同食物,控制不同食物适当的摄入量也是重要的防治措施。

(1) 营养均衡,控制总热量,保持正常体重:对于老年人来说,一日三餐规律饮食很重要,不要吃得过饱或过少,保证每日的固定热量。

(2) 控制饱和脂肪酸,增加不饱和脂肪酸摄入:脂类摄入的总原则是低脂饮食,脂肪仅占总热量的 15%~25%。豆油、芝麻油、花生油、菜籽油、米糠油及鱼油等富含不饱和脂肪酸,长期摄入可降低胆固醇及甘油三酯水平,有保护心脏和预防动脉粥样硬化的作用。

(3) 避免碳水化合物过量摄入:碳水化合物在总热量构成中应占 55%~70%。大量摄入碳水化合物容易使甘油三酯水平升高,导致动脉硬化。每日主食应以谷米为主,不吃或少吃高糖、高脂食品。

(4) 选择优质蛋白质食物:蛋白质应占总热量构成的 15%~20%,并且建议除少量为动物蛋白外,增加植物蛋白(如大豆蛋白质)的摄入,这有助于防治动脉粥样硬化和冠心病。

(5) 增加水果、蔬菜的摄入:水果、蔬菜中含有丰富的膳食纤维和维生素。维生素 C、维生素 E、维生素 A 可以保护心血管,而膳食纤维中的可溶

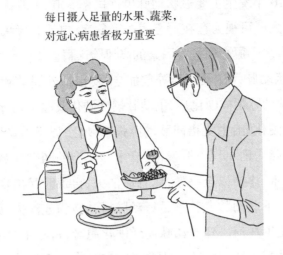

每日摄入足量的水果、蔬菜，
对冠心病患者极为重要

性纤维素具有降血脂和保护血管的作用。因此，每日摄入足量的水果、蔬菜，对预防冠心病很有好处。

⑨ 冠心病患者应如何合理控制体重

对于冠心病患者而言，如果体重超重（体质指数≥25千克/平方米）或肥胖（体质指数≥28千克/平方米），应积极控制体重。根据美国AHA/ACC更新的冠心病二级预防指南，体重控制的目标应使体质指数在18.5~24.9千克/平方米。如果女性腰围（髂嵴处水平测量）≥89厘米，男性≥102厘米，首选生活方式调节；如果有代谢综合征可考虑进行药物、手术等方式进行治疗。初始的体重降低目标应该是减少体重10%左右，之后如果体重仍偏高，可继续降低体重。美国控制体重指南推荐，最好的降低/保持体重的方法应以饮食治疗为基础，结合运动（首选步行）和行为治疗至少6个月。

⑩ 什么是冠心病的等危症

临床从未确诊有冠心病而具有某一种或几种冠心病危险因素者，在10年中发生主要冠状动脉事件（心肌梗死和冠心病死亡）的风险与有冠心病者相等(即 10 年发生主要冠状动脉事件概率 >20%),故称为冠心病的等危症。有 3 组人群可视为存在冠心病的等危症,包括非冠状动脉粥样硬化症、糖尿病和有多个冠心病危险因素的高风险人群。

(1) 非冠状动脉粥样硬化与等危症:主要包括外周动脉(上下肢动脉)粥样硬化症、颈动脉粥样硬化症、主动脉粥样硬化及腹主动脉瘤等。

外周动脉硬化症:主要指四肢动脉粥样硬化,以下肢动脉较多见。患者可由于血供障碍而出现下肢发凉、麻木和典型的间歇性跛行,即行走时发生腓肠肌麻木、疼痛以至痉挛,休息后消失,再走时又出现;严重者可出现持续性疼痛,下肢动脉尤其是足背动脉搏动减弱或消失;如果动脉管腔完全闭塞,可发生坏疽。外周动脉粥样硬化患者,每年主要冠状动脉事件的发生率为 2.4%~3.8%,踝 / 臂血压指数(ABI)<0.9 可确诊。

颈动脉粥样斑块形成及粥样硬化症:颅脑动脉粥样硬化最常侵犯颈内动脉、基底动脉和椎动脉,病变多集中在血管分叉处,颈内动脉入脑处为特别好发区。粥样斑块造成血管狭窄、脑供血不足,可引起头晕、复视、疲乏等症状;局部血栓形成或斑块破裂,碎片脱落,可造成脑栓塞等脑血管意外(缺血性脑卒中);血管长期狭窄可造成慢性脑缺血,引起脑萎缩,并可发展为血管性痴呆。有症状的颈动脉病患者,平均 10 年的冠心病病死率为 19%。因颈动脉病引起的冠状动脉死亡事件,比一般冠心病事件高 2~3 倍。

主动脉粥样硬化及腹主动脉瘤:大多数主动脉粥样硬化无特异性症状,仅在体检时发现,可见患者腹部有搏动性肿块,腹壁上相应部位可听到杂音,股动脉搏动可减弱。主动脉粥样硬化最主要的后果是形成主动脉瘤,以发生在肾动脉开口以下的腹主动脉处最为多见,其次在主动脉弓和降主动脉。尸检研究证明,在动脉树的一个区(如腹主动脉)有动脉硬化时,也预示着其他动脉区受累,其病理学和致病危险因素与冠状动脉粥样硬化基本一致。虽然 31% 的腹主动脉瘤患者平时无症状,并且心电图检查显示正常,但其每年因冠心病事件死亡的概率高达 1.9%。此外,腹主动脉瘤最危险的并发症是瘤体破裂,一旦发生,可在短时间内夺去患者生命。

(2) 糖尿病:糖尿病作为冠心病等危症,并不因血糖升高而增大冠心病风险,但该病常伴随一系列代谢危险因素,这些因素与高血糖结合,可增加冠心病发病的风险。国外一项研究显示,平均 65 岁、无冠心病的 2 型糖尿病患者,发生冠心病心血管事件的风险与确诊冠心病患病者相等。在冠心病患者中,有糖尿病者比无糖尿病者发生冠心病心血管事件的预后更差。因此,糖尿病患者更要加强冠心病事件的预防。

(3) 有多个危险因素的高风险人群:虽然无动脉粥样硬化症或糖尿病,甚至无症状,但是 10 年心血管事件死亡风险 >20%,与确诊的冠心病患者一样,所以可将这类人群列为冠心病等危症。

⑪ 冠心病合并糖尿病患者如何控制血糖

冠心病合并糖尿病患者,发生心血管事件的风险要明显高于无合并糖尿病者,因此应该积极治疗糖尿病,使血糖降到安全范围,以降低对心血管的损害,并减少并发症的发生。干预的手段主要是生活方式干预,包括控制饮食、减少热量摄入;增加运动,促进多余热量的消耗等。对于生活方式干预效果不佳者,可进行口服药物和注射胰岛素治疗。

冠心病合并糖尿病的患者评价血糖控制的指标主要是餐前 / 空腹血糖、餐后两小时血糖和糖化血红蛋白(HbA1c)。糖化血红蛋白指血液中被糖化的血红蛋白。因为血红蛋白的代谢周期为 120 天,故糖化血红蛋白在总血红蛋白中所占的比例能反映采血前 8~12 周的平均血糖水平,即患者近期的血糖控制情况,是糖尿病控制情况的重要评价指标。具体血糖控制目标见表 1:

表 1　血糖控制指标

项目	目标值
糖化血红蛋白	<7.0%
空腹 / 餐前血糖	4.4~6.1 毫摩尔 / 升(80~110 毫克 / 分升)
餐后 2 小时血糖	4.4~8.0 毫摩尔 / 升(80~145 毫克 / 分升)

在临床上,为了更好地对患者进行个体化治疗,可将患者血糖控制情况分成三类(表 2):

表 2　血糖控制情况分类

	理想	良好	差
空腹 / 餐前血糖(毫摩尔 / 升)	4.4~6.1	≤7.0	>7.0
非空腹 / 餐后血糖(毫摩尔 / 升)	4.4~8.0	≤10.0	>10.0
糖化血红蛋白(%)	6.5	6.5~7.5	>7.5

血糖的监测主要每天是检测血糖 4 次,即早晨空腹血糖、三餐后 2 小时血糖;或视病情测三餐前和睡前(即晚上 10 点钟)血糖,必要时需要测凌晨 1~2 点的血糖,因为凌晨 0~3 点是人体血糖最低的时间,而此时患者往往正在熟睡,不易察觉低血糖的发生,更有危险性。

(1) **饮食控制**:原则是控制总热量的摄入,合理平衡各种营养物质。其目标是维持理想的血糖水平,干预、控制心血管危险因素,包括血脂异常和高血压;保持合理的体重,超重者在 3~6 个月内减轻体重 5%~10%,消瘦的患者则应通过均衡的营养治疗有计划地恢复理想体重,并长期维持。具体如下:

控制脂肪的摄入:膳食中由脂肪提供的热量不超过饮食总热量的 30%;饱和脂肪酸的摄入量不超过饮食总热量的 10%;避免或限制摄入油性大的食物,如肥肉、全脂食品及油炸食品;饱和脂肪∶多价不饱和脂肪∶单价不饱和脂肪的比例应为 1∶1∶1;每日摄取胆固醇量宜在 300 毫克以下。

糖类占总热量的 55%~60%。提倡摄入复合糖类,如粗制米、面和一定杂粮,忌食用葡萄糖、蔗糖、蜜糖及其制品(各种糖果、点、冰激凌、含糖饮料等)。

蛋白质摄入量一般不超过总热量的 15%。一般,成年人每日摄入蛋白质应控制在 0.8~1.2 克 / 千克体重,营养不良或合并消耗性疾病者可增至 1.5~2.0 克 / 千克体重,伴有糖尿病肾病而肾功能尚正常者应限制至 0.8 克 / 千克体重,血尿素氮升高者应限制在 0.6 克 / 千克体重。蛋白质至少应该有 1/3 来自动物蛋白质,以保证必需氨基酸供给。推荐食用富含蛋白质的鱼类、海产品、瘦肉、鸡肉、低脂奶制品、坚果和豆类。

合理分配三餐:确定每日饮食总热量和糖类、蛋白质、脂肪的组成后,按每克糖类、蛋白质产热 4 千卡,每克脂肪产热 9 千卡,换算食品数量,制订食谱,并根据生活方式、病情和配合药物治疗需要进行安排如可按 1/5、2/5、2/5 或 1/3、1/3、1/3 的比例分配每日三餐。

定期到医院复查:在整个治疗过程中,患者还需定期到医院复查,由医生做出整体评价后,确定下一步饮食治疗方案。

控制酒精的摄入:患者应限制饮酒量,每日摄入酒精不超过 15~30 克(相当于 700 毫升啤酒、150 毫升红酒或 45 毫升低度白酒)。酒精可使用磺脲类或胰岛素治疗的患者出现低血糖,因此对于应用这类药物的患者,尤其要加以控制,最好不饮酒。

严格控制食盐的摄入:应将每日食盐的摄入量控制在 6 克以内,尤其是合并高血压的患者。限制摄入含盐量高的食物,如食盐腌制食品、调味酱等。尽量选择含盐量低的食品。

(2) 适当运动:每周至少进行 150 分钟中等强度的体力活动,如快走、打太极拳、骑车、打高尔夫球等。而较强体力活动如舞蹈、有氧健身、慢跑、游泳、上坡骑车只适合年龄相对较轻、病情不重的患者,糖尿病合并冠心病者更要谨慎。当活动量增大或持续时间长时,应注意防止低血糖的发生,可在医生指导下调整饮食或用药。

(3) 药物治疗糖:糖尿病的药物治疗大致地可以分为口服降糖药和胰岛素。

口服降糖药物根据作用机制的不同,可以分为促胰岛素分泌药(磺脲类和格列奈类)和非促胰岛素分泌药(双胍类、噻唑烷二酮类和 α- 糖苷酶抑制剂)。近几年出现了新一代降糖药——胰高血糖素样肽 -1(GLP-1)激动药和二肽基肽酶Ⅳ(DPP-4)抑制药。表 3 列出了常见的五类口服降糖药的代表药物、适用人群、禁忌证、不良反应。

治疗糖尿病的另一类药物是胰岛素。糖尿病的发生本身就是由于胰岛素分泌相对或绝对不足造成的。对于 1 型糖尿病来说,胰岛素治疗是必需的;对 2 型糖尿病患者而言,当其在应激、感染、妊娠等特殊情况下,以及发生酮症酸中毒、糖尿病高渗状态和其他急慢性并发症时,胰岛素也是口服降糖药无法替代的治疗内容。2 型糖尿病患者 β 细胞功能明显减退时,

表 3　常见空腹降糖药的应用

	磺脲类	格列奈类	双胍类	葡萄糖苷酶抑制剂	噻唑烷二酮
常用药品名	格列苯脲、格列吡嗪、格列齐特、格列美脲	瑞格列奈、那格列奈	二甲双胍	阿卡波糖	罗格列酮、吡格列酮
适用人群	2 型糖尿病非肥胖者	2 型糖尿病早期，且餐后高血糖的老年患者	2 型糖尿病应用胰岛素血糖波动大者	2 型糖尿病，尤其是餐后高血糖者	2 型糖尿病，尤其胰岛素抵抗明显者
禁忌证	1 型糖尿病，糖尿病合并严重并发症，儿童，胰岛 β 细胞功能低下，孕妇、哺乳期糖尿病，全胰切除术后	同磺脲类	肾、肝、心、肺功能减退及高热者，慢性营养不良及消瘦者，2 型糖尿病合并严重并发症，孕妇、哺乳期糖尿病，酗酒，肌酐清除率 <60 毫升 / 分	胃肠功能紊乱，儿童，孕妇、哺乳期妇女，肝肾功能不全者慎用	1 型糖尿病，儿童，孕妇、哺乳期妇女，心力衰竭，肝病患者
不良反应	低血糖（最常见），体重增加，皮肤过敏过敏，心血管系统不良反应	同磺脲类	消化道反应（常见），皮肤过敏，乳酸性酸中毒	胃肠反应（主要），单用不引起低血糖	水肿，体重增加，单用不引起低血糖

也应接受胰岛素治疗。

⑫ 冠心病合并高血脂患者如何控制血脂

血脂异常,包括胆固醇和(或)甘油三酯水平升高,是导致冠状动脉粥样硬化的主要原因之一。美国胆固醇教育计划(NCEP)成年人治疗组第三版指南(ATP Ⅲ)中认为血脂异常,尤其是低密度脂蛋白胆固醇(LDL-C)水平升高,是冠心病心血管事件的主要危险因素。因此说调脂治疗是冠心病防治的核心环节也不为过。

(1) 调脂治疗的目标:主要是控制血清 LDL-C 水平。LDL-C 水平达标对于减少短期或长期冠心病发病风险具有重要意义。具体治疗目标:①新发急性冠状动脉综合征者,应立即开始调脂治疗,治疗目标值为 LDL-C<2.07 毫摩尔 / 升(80 毫克 / 分升);②冠心病及等危症(非冠状动脉粥样硬化、糖尿病、多风险因素)患者,LDL-C 的治疗目标是 <2.6 毫摩尔 / 升(100 毫克 / 分升);③具有 2 个以上冠心病危险因素者,LDL-C 应 <3.38 毫摩尔 / 升(130 毫克 / 分升);④具有 0~1 个冠心病危险因素者,LDL-C 应 <4.16 毫摩尔 / 升(160 毫克 / 分升)。表 4 中列出了不同人群 LDL-C 控制目标值及复查时间等。

表 4　不同人群 LDL-C 控制目标值

风险水平	LDL-C 目标	LDL-C 治疗后水平	复查间隔时间
新发急性冠状动脉综合征	<2.07 毫摩尔 / 升(80 毫克 / 分升)	<2.07 毫摩尔 / 升(80 毫克 / 分升)	(患者处在院内治疗期间)
冠心病或其等危症	<2.60 毫摩尔 / 升(100 毫克 / 分升)	<2.60 毫摩尔 / 升(100 毫克 / 分升)	<1 年
2 个以上危险因素	<3.38 毫摩尔 / 升(130 毫克 / 分升)	<3.38 毫摩尔 / 升(130 毫克 / 分升)	≤2 年
0~1 个危险因素	<4.16 毫摩尔 / 升(160 毫克 / 分升)	3.38~4.16 毫摩尔 / 升(160 毫克 / 分升)	≤2 年
		<4.16 毫摩尔 / 升(160 毫克 / 分升)	≤5 年

(2) 调脂治疗的主要措施:①治疗性生活方式修正(TLC);②经过生活方式调整,未达到降低 LDL-C 目标值者,可选用降低 LDL-C 的药物治疗,但治疗性生活方式修正始终是治疗的基础;③冠心病和冠心病等危症患者在药物治疗的同时开始饮食治疗;④代谢综合征患者,若不能耐受生活方式调整,可以开始针对代谢危险因素的药物治疗。

治疗性生活方式修正即非药物调脂治疗。在冠心病的一级预防中,已经对降血脂的食物、运动方式等进行了介绍,而在冠心病患者的二级预防中,包括调整饮食及生活方式在内的非药物调脂治疗仍作为调脂治疗的首要环节和基础干预措施。具体措施包括:①减少脂肪和胆固醇的摄入;②选择能显著降低 LDL-C 的膳食,即富含不饱和脂肪酸和可溶性纤维的食物,如全谷类食物、水果、蔬菜、各种豆类;③控制体重;④增加有规律的体力活动。进行治疗性生活方式修正干预 6~8 周后,应再次测量患者的血脂。如果 LDL-C 降至目标值以下,应坚持治疗性生活方式修正;如果 LDL-C 水平未下降到目标,应考虑进行药物治疗。

目前临床上可供选择的调脂药物归纳起来可分为 6 类:他汀类、贝特类、烟酸类、树脂类、胆固醇吸收抑制剂及其他降脂药。其中,他汀类是临床最常用的一线调脂药物。

他汀类药物属于 HMG-CoA 还原酶抑制剂。HMG-CoA 还原酶是体内合成胆固醇的主要酶,他汀类药物抑制了这种酶,也就阻断了体内胆固醇生成的主要途径。因此,他汀类药物可以显著降低总胆固醇、LDL-C 和载脂蛋白 B 水平,同时也可降低血清甘油三酯水平和轻度升高 HDL-C 水平。研究显示,他汀类药物除了有调脂作用以外,还具有稳定粥样斑块、保护血管内皮细胞、抗炎症因子、预防新发房颤及保护肾脏等作用,因此有助于减少冠心病事件的发生。临床上应用较多的他汀类药物有瑞舒伐他汀、阿托伐他汀和氟伐他汀等。

他汀类药物的禁忌证有失代偿性肝硬化、急性肝衰竭、胆汁淤积和活动性肝病。不良反应主要是肝转氨酶水平升高和肌病、肌痛、肌炎及与之相关的横纹肌溶解(伴肌酸激酶水平显著升高),并可引起肾衰竭。因此,服用他汀类药物的患者必须注意监测肝、肾功能和肌酸激酶的变化,定期到医院复查。

⑬　合并高血压的冠心病患者如何控制血压

高血压是冠心病的主要危险因素之一,尤其在老年人中,高血压患者心脏也常受累。有人形象地称高血压和心脏病为"孪生姐妹"。因此,控制血压也是冠心病二级预防的重要组成部分。

要使冠心病患者血压降至目标值,往往需要在调整生活方式的同时给予药物治疗。

抗高血压治疗的最终目标是降低心血管事件和肾病的发生率、病死率和病残率。一般要求血压控制在 140/90 毫米汞柱以下;合并有糖尿病或肾病的高血压中青年患者(<60 岁者),血压应控制在 130/80 毫米汞柱以下;老年人(60 岁以上)一般控制在 140/90 毫米汞柱以下;单纯收缩压增高的老年人,收缩压应控制在 140~150 毫米汞柱,舒张压控制在 90 毫米汞柱以下(但不低于 65 毫米汞柱)。

采取健康的生活方式是预防和治疗高血压的基础:①对于大多数超重人群,体重减少 4~5 千克可以降低血压和(或)预防高血压;②多吃水果、蔬菜、低脂膳食,减少膳食中的胆固醇、饱和脂肪酸及总脂肪含量,不仅有益于预防冠状动脉粥样硬化症的发病和进展,对高血压的治疗也有帮助;③多进食富含钾、钙的食物,如水果、蔬菜和豆制品;④限制钠盐摄入,每天不超过 2.4 克钠(相当于 6 克食盐),少吃咸菜、含盐腌制品和高盐调料;⑤有规律地进行有氧运动,如每天轻快散步至少半小时;⑥饮酒者,男性每天酒精摄入量不超过 30 毫升(相当于啤酒 360 毫升、葡萄酒 150 毫升、威士忌 45 毫升),女性和体重较轻者每天酒精摄入量不超过 15 毫升;⑦切忌吸烟,正在吸烟者应严格戒烟。

表 5 列出了生活方式调整对于血压控制的益处。

冠心病合并高血压患者在改善生活方式的同时,常需给予药物治疗才能有效控制血压。

药物治疗原则是:①从最小有效剂量开始,以减少不良反应的发生。

表5　生活方式调整对血压控制的益处

生活方式调整	推荐目标	获益
减轻体重	保持体质指数（BMI）在 18.5~24.9 千克/平方米	可降低收缩压 5~20 毫米汞柱
膳食计划	多吃水果、蔬菜及低盐、低饱和脂肪和总脂肪食品	可降低收缩压 8~14 毫米汞柱
限制钠盐	每天不超过 6 克食盐	可降低收缩压 2~8 毫米汞柱
体力活动	每周、每天，规律进行有氧轻快散步至少 30 分钟	可降低收缩压 4~9 毫米汞柱
限制饮酒	男性每天不超过 720 毫升啤酒或 300 毫升葡萄酒，或标准 80 度威士忌 90 毫升，女性及体重轻者标准为男性的一半	可降低收缩压 2~4 毫米汞柱
戒烟	正在吸烟者应严格戒除	可全面降低心血管风险

根据血压控制情况逐渐加量以达到降压目标。②推荐使用每日一次、24小时平稳有效降压的长效制剂，以保证一天 24 小时平稳降压，防止重要脏器损害及清晨血压突然升高导致的猝死、卒中和心血管事件发生，并且可增加治疗的依从性，方便患者坚持规律服药。③单一药物疗效不佳时，应及早采用两种或两种以上药物联合治疗，以提高降压效果而不增加不良反应，而不宜将一种降压药物的剂量加得过大。④药物服用后往往需要经过一定时间才能达到最大药效，可能是几小时、几天，也可能是数周，所以患者应该遵循医嘱服药，切勿擅自频繁改变服药方案，否则将不利于治疗。⑤患者需要坚持服药，甚至终身服药，并按时监测血压情况。

目前临床上常用的降压药主要有六大类：利尿剂、β 受体阻滞剂、钙拮抗剂、血管紧张素转换酶抑制剂（ACEI）、血管紧张素 II 受体拮抗剂（ARB）以及 α 受体阻滞剂。冠心病患者常用的降压药物主要是 β 受体阻滞剂、钙拮抗剂和 ACEI 类药物。需要再次强调的是，冠心病合并高血压患者必须在医生指导下合理用药，不能擅自更改用药方案，若发生不良反应，应及时就医。表6列出了前述 3 类降压药物的主要不良反应及禁忌证，供患者参考：

表 6　常用降压药物的主要不良反应及禁忌证

降压药种类	不良反应	禁忌证
β受体阻滞剂	心动过缓、乏力、四肢发冷	急性心力衰竭、支气管哮喘、病态窦房结综合征、房室传导阻滞、外周血管病
ACEI	刺激性干咳、血管性水肿	高钾血症、妊娠妇女、双侧肾动脉狭窄
钙离子拮抗剂（长效二氢吡啶类）	心率增快、面部潮红、头痛、下肢水肿	心力衰竭、急性心肌梗死

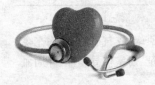

四、怎样知道自己是否患了冠心病

① 冠心病诊断的简单自我测试

　　日常生活中常会有人因为有胸闷、气短以及胸背部刺痛而认为自己得了冠心病，或者认为已经处理过的血管再次出现问题，而背上沉重的心理负担，影响自己的工作和生活。实际上，若所出现的症状与活动量增加无明显相关性，而且发作时并不影响活动，则这些症状常不是冠心病引起的。

　　判断是否患了冠心病最简单的测试方法就是快速上5层楼以上或者快走20分钟左右，如果没有出现胸闷、胸痛导致活动必须停止，一般可以推断没有冠状动脉狭窄或不严重。这种测试方法适用于年轻且没有明显危险因素的人，以及有冠状动脉狭窄但是已经完全血运重建的患者。

② 典型冠心病心绞痛有哪些症状

　　冠心病心绞痛典型的症状包括：左侧心前区或胸骨后疼痛，多为闷痛，伴或不伴有出汗、放射痛，持续几分钟到十几分钟，休息或含服硝酸甘油等药物可以在数分钟内缓解。另外,发作时患者喜静止、坐位及停止步行也是典型心绞痛发作的特点。

(1) 心绞痛疼痛的表现:依据患者智力、社会背景和受教育程度的不同可能会有不同描述。以下几种关于疼痛描述可被视作典型的心绞痛:发紧感、压迫感、烧灼感、沉闷感、压榨感、钳夹感以及窒息或憋气感。

(2) 心绞痛最常见的诱因:体力活动、情绪变化(愤怒、焦急、过度兴奋等)、冷空气或进餐、心动过速。

(3) 心绞痛发作的部位:主要在胸骨后(胸骨体中段或上段)或人体正中线偏左的位置,波及心前区,有手掌大小范围,甚至横贯前胸,界限常不很清楚,并且疼痛的感觉可向左肩部、左臂至无名指和小指内侧、颈部、咽和下颌放射。少数患者有右胸痛、牙痛,或者只有胸闷、憋气的感觉。

(4) 心绞痛的持续时间:常在 3~5 分钟,短者可为 30 秒,长者可达 20 分钟。疼痛的感觉在出现后逐渐加重,需数分钟达疼痛高峰,缓解时亦是逐渐缓解的。很少在数秒钟其程度即达高峰。

(5) 缓解心绞痛的方法:一般在停止诱发症状的活动后,心绞痛可得到缓解;舌下含服硝酸甘油可在 3~5 分钟甚至更短时间内使心绞痛得到缓解。若含化硝酸甘油后 5~10 分钟胸痛仍不缓解,常考虑胸痛并非心肌缺血所致(即非心绞痛)。

③ 冠心病可能出现的其他症状有哪些

除了典型心绞痛之外,根据病情轻重及心血管系统受累严重程度不同,冠心病还可表现出其他多种症状。

(1) 稳定型心绞痛可发展为不稳定型心绞痛:①恶化劳力型心绞痛:比较轻的体力劳动即可引起心绞痛症状或症状持续时间延长,硝酸甘油缓解疼痛效果减弱等;②自发性心绞痛:静息状态下出现心绞痛症状;③初发劳力型心绞痛(1 个月之内新近发生):轻微劳力即可诱发;④当病情恶化为心肌梗死时,可出现强烈而持续的大范围疼痛,持续时间数小时至数天,含服硝酸甘油无效果;⑤还可表现为心肌梗死后再发心绞痛,卧位时发生心绞痛等。

(2) 心绞痛的等同症状：呼吸困难、全身软弱、疲乏。

(3) 不正常的劳力性呼吸困难：在进行超过一般活动量的体力劳动时，出现呼吸困难，可能是冠心病的一种早期症状。

(4) 全身血液循环障碍：在发生心肌梗死时，心脏血液循环功能严重受损，可迅速导致全身血液循环障碍，而出现各种全身症状。除了前述加重的心绞痛症状外，往往伴有大汗淋漓，周身湿冷，面色苍白至青紫，口唇发绀（嘴唇暗紫色），指（趾）甲床苍白至发绀，呼吸困难严重并咳白色或粉红色泡沫状痰，还可能出现焦虑不安、恐慌、自诉"濒死感"、心慌、头晕、恶心、神志不清、意识丧失，甚至休克等。

(5) 心功能不全或心力衰竭：长期患冠心病者，由于心肌长期缺血，可造成心肌病理性增厚、纤维化，或心肌梗死后原有心肌被瘢痕所替代，心脏扩大，心肌收缩或舒张功能（或两者兼有）下降，出现各种心功能不全甚至心力衰竭症状，包括因重要器官供血不足（心、脑、肾）而产生心慌、乏力、头晕、少尿，以及下肢水肿、呼吸困难、气促等表现；当缺血累及心脏传导系统时，可出现各种心律失常（心动过缓或过速、传导障碍、各种期前收缩、房颤、室速等），使患者产生心悸感，甚至使心脏泵血功能进一步恶化，而加重各种外周症状。

4 冠心病心绞痛有哪些特殊表现

除前述典型的心绞痛发作时表现外，部分患者可出现不典型症状（常见于老年人及糖尿病患者）：①表现为一侧或双侧头痛、牙痛及肩部疼痛，少数患者仅表现为单侧耳痛、单侧腿痛或面颊疼痛，定位模糊；②胸痛放射至枕骨后或肚脐下等非典型位置；③疼痛可精确定位于指尖，运动可诱发或平卧位可以减轻等缺乏

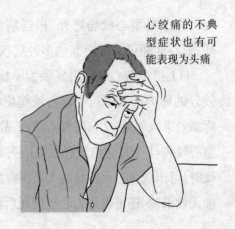

心绞痛的不典型症状也有可能表现为头痛

特异性的症状；④在步行时出现心绞痛，但继续行走心绞痛反而缓解，称为"走过心绞痛"；⑤在病程中不出现任何症状，甚至发生急性心肌梗死时也无不适，即无症状性心肌缺血（隐匿性冠心病）。

5　急性心肌梗死的胸痛与心绞痛的鉴别

胸骨后及心前区疼痛往往是急性心肌梗死患者最早及最重要的症状，需要与心绞痛相鉴别，以免延误病情（表7）。

表7　心绞痛与急性心肌梗死的鉴别

症状		心绞痛	急性心肌梗死
疼痛	部位	胸骨上、中段之后	与心绞痛相似，也可在较低位置或上腹部
	性质	压榨性或窒息性等	与心绞痛相似，但程度更剧烈
	诱因	劳力、情绪激动、受寒、饱食等	不常有或无明显诱因
	时限	短，1~5分钟或20分钟以内	长，数小时或1~2天
	频率	相对频繁	不频繁但持续
	硝酸甘油疗效	显著缓解	作用较差或无效
气喘或肺水肿		极少	可有
血压		升高或无显著改变	可升高，可降低，甚至很低以致发生休克
心电图变化		无变化或暂时性ST段和T波变化	有特征性和动态性变化

6　心肌梗死的不典型症状有哪些

急性心肌梗死有时并不表现为胸骨后或心前区急性而剧烈的疼痛，须加以重视。

心肌梗死的不典型症状可表现为：①肩背部、左上肢酸胀和不适；②某些老年人或糖尿病患者，在发生急性心肌梗死时可无胸痛，仅有周身不适、疲乏和恶心、呕吐等非特异症状；③约 30% 的急性心肌梗死患者出现消化道症状，表现为腹部胀气、呃逆、腹痛、恶心、呕吐、腹泻等，主要是因为心脏病变刺激迷走神经，或病变在心脏下壁，引起胃肠道反应所致，易被误诊为消化不良或急腹症；④有的患者只觉胸闷、憋气，或自认为气不够用，主要是由于心肌梗死发作时，心肌收缩力下降、心排血量减少，造成肺部淤血，以及并发支气管感染所致，易误诊为肺源性心脏病；⑤某些老年急性心力衰竭患者可能以急性左心衰竭、高度房室传导阻滞、反复晕厥，甚至心源性休克为首发表现，并且往往伴有恶心、呕吐、面色苍白和大汗淋漓等特征性症状和体征；⑥还有些患者，尤其是有脑血管病变的中老年人，由于心肌梗死发作时心排血量减少，脑供血严重不足，可能以精神神经症状为突出表现，比如突然言语不清、一侧肢体瘫痪、意识不清、抽搐、晕厥等，往往仅诊断脑血管疾病，而遗漏对心肌梗死的诊断。

 除冠心病外还有什么疾病可以引起胸痛

许多疾病可导致与心绞痛类似的症状，须予以鉴别。

（1）食管疾病：常见者为食管反流及食管动力异常（包括弥漫性痉挛等）。典型的食管痛特点是胃灼热（俗称"烧心"），与体位改变及用餐有关；食管痉挛可引起胸骨后持续疼痛。食管疾病也可刺激心绞痛发生，并可与心绞痛并存。

（2）胆绞痛：慢性胆囊炎或胆石症患者可出现胆绞痛，疼痛多在右上腹，局部可有压痛，亦可在上腹部或心前区。疼痛时间多在 2~4 小时，常伴恶心、呕吐，严重者可伴巩膜黄染、发热、白细胞增多。患者既往史常有消化不良、胀气和厌油情况。胆绞痛常发生于夜间和进食油腻食物后。

（3）颈、胸颈神经根病变：最常见为颈椎病，此外还有椎间盘病变和胸廓出口综合征等，其部位和放射范围可与心绞痛类似，但其发生常与颈部和脊椎的动作、平卧或提重物有关，有时可伴感觉缺失，常无胸闷感。

（4）累及胸壁神经及软组织的疾病：如肋间神经炎、肋软骨炎、带状疱疹等，其胸痛的共同特点是疼痛部位固定，并可因深呼吸、咳嗽或举臂等引起胸廓运动的动作使疼痛加剧。

（5）肺梗死：主要症状为呼吸困难，也可伴有胸痛。

（6）其他：心血管疾病，如心肌梗死、主动脉瓣狭窄和（或）关闭不全、肥厚型心肌病、重度高血压、重度贫血/低氧血症、主动脉夹层、心包炎、二尖瓣脱垂及肺动脉高压性疼痛；胃肠道疾病，如食管破裂、消化性溃疡等；精神焦虑、抑郁；肺部疾病，如气胸、肺炎、胸膜受累疾病等均可出现胸痛。

⑧ 什么样的胸痛表现很可能不是冠心病心绞痛

符合以下特点的胸痛很可能不是心绞痛：①短暂几秒钟的刺痛或持续几个小时甚至几天的隐痛、闷痛；②胸痛范围不是一片而是一点，可用一二个手指指出疼痛的确切位置；③疼痛多于劳力后出现，而非进行体力劳动时；④胸痛与呼吸或其他影响胸廓运动的动作有关；⑤胸痛症状可被其他因素转移，如转移注意力、与别人交谈、放松时胸痛有所缓解；⑥含服硝酸甘油 10 分钟后才缓解或不缓解。

⑨ 冠心病患者为什么可能发生心力衰竭

心力衰竭是各种心脏结构或功能性疾病导致心室充盈和（或）射血功能受损而引起的一组包括器官及组织灌注不足、肺循环和（或）体循环淤血症状的综合征，可分为慢性心力衰竭和急性心力衰竭。

如果把人比作一辆正常行驶的汽车，那么心脏就相当于汽车的引擎。如果由于各种长期的原因导致引擎功率下降只有狠踩油门，汽车才能达到正常行驶的速度，而这种持续的"超负荷运转"对已经有问题的引擎会造成进一步的损耗，如此进入恶性循环，最终即使油门踩到底，汽车也无法达到正常行驶速度，就如同慢性心力衰竭状态。由于某种突发原因，发动机的部分重要零部件或电路损坏,汽车不能正常行驶,就如同急性心力衰竭状态。

冠心病导致心力衰竭的的原因可大致解释为:①心肌梗死后,梗死部位的心肌被瘢痕所取代,导致心脏失去正常形态以及正常收缩和(或)舒张功能,造成心脏舒缩力显著减弱或不协调。此时若不加以干预,就会形成恶性循环,最终导致慢性心力衰竭。目前,慢性心力衰竭5年病死率超过50%。②当冠状动脉病变严重或血管内粥样斑块破裂、血栓形成,导致冠状动脉阻塞严重甚至完全闭塞时,受累部位心肌失去供血,导致急性心肌梗死,严重影响正常心脏功能,常会出现急性心力衰竭的情况,可能在短时间内夺去患者生命。此外,急性心肌梗死发生后,常在急性期出现各种严重并发症,包括各种致命性心律失常及严重的机械性并发症(如室间隔穿孔、梗死部位心脏破裂、乳头肌断裂等),同样也会导致心脏功能在短时间内急剧下降,而出现急性心力衰竭,患者可在短时间内迅速死亡。

⑩ 急性心肌梗死后的常见并发症有哪些

急性心肌梗死(AMI)在发作当时、发作后急性期,甚至接受治疗后,都可出现一系列并发症,其中一些并发症可危及患者生命,不能掉以轻心。

急性心肌梗死并发症主要有:

(1)因心肌缺血和坏死所致的心律失常:其中室性心律失常(如室性期前收缩、室性心动过速、室颤等)是急性心肌梗死后第一个24小时内,特别是最初数小时或数分钟内常见的并发症,也是急性心肌梗死患者早期猝死的主要原因。其他心律失常类型还包括室上性心律失常(如心房期前收缩、窦性心动过速、心房扑动和心房颤动等)、缓慢心律失常(如窦性心动过缓、房室传导阻滞、束支传导阻滞等)。这些心律失常类型虽然不比恶性室性心律失常严重,但对患者的心脏功能亦可造成影响,甚至导致脑供血不足或血栓形成等。

(2)低血压(血压<90/60毫米汞柱):是急性心肌梗死早期较常见的并

发症,可引起冠状动脉灌注减少,而加重缺血,严重时可立即危及患者生命。其常见原因有血容量不足、用药不足或过量、右室心肌梗死、心源性休克、迷走神经过度反射等。

(3) 心力衰竭:是急性心肌梗死的严重并发症之一,常见于大面积心肌梗死患者,主要是由于左心室收缩功能衰竭所致,伴随舒张功能异常。

(4) 心源性休克:是急性心肌梗死后心脏衰竭最严重的类型。80% 病例是由于前壁大面积心肌梗死所致,其余是由于机械性并发症(如室间隔穿孔、乳头肌断裂)或右室心肌梗死所致。患者预后很差,病死率高达80%。临床表现为持续(>30 分钟)低血压(收缩压 <80 毫米汞柱)、低组织灌注(神志模糊、皮肤湿冷苍白、四肢冰凉、少尿等)以及肺水肿(呼吸困难、肺部湿啰音和 X 线肺水肿表现)。

(5) 机械性并发症:包括左心室游离壁破裂、室间隔穿孔、乳头肌断裂和假性室壁瘤,其本质是心室壁破裂,常发生于无高血压病史、首次大面积透壁性心肌梗死的老年女性患者。高血压是其诱因;晚期溶栓治疗、抗凝过度、皮质激素或非甾体类抗炎药可增加其发生的风险。机械性并发症往往在心肌梗死发生后几小时至 1 周内出现,患者病情恶化快,可迅速引起心力衰竭和休克而在数日内死亡。其中,心室壁的破裂常导致患者在数分钟内死亡,几乎没有抢救机会。另外,这种并发症也可为亚急性,患者能存活数月,但仍需紧急处理。

(6) 心肌梗死后心绞痛和再梗死:梗死后心绞痛属于不稳定心绞痛,多由于梗死相关冠状动脉病变不稳定,发生严重狭窄、濒临闭塞所致,偶尔为非梗死相关冠状动脉病变不稳定所致。再梗死不论发生在原梗死部位(4周内称梗死延展),还是非原部位,都是由于心肌梗死相关冠状动脉或其他冠状动脉分支病变不稳定而发生急性闭塞所致。

⑪ 右心室心肌梗死的特点及临床症状有哪些

一般情况下,急性心肌梗死多发生在左心室(前述各种心肌梗死症状多为左心室心肌梗死),而右室心肌梗死则相对较少见。这是因为在生理情况下,右心室心肌壁薄,并且常与左心室下壁、后壁共同由左、右两侧冠状动脉所灌注,有丰富的侧支循环。此外,由于肺循环压力低,右心室做功远低于左心室。因此相对于左心室而言,右心室耗氧量低、供氧相对充足,即使右冠状动脉闭塞,也以左心室梗死常见而右心室梗死相对少见,并且多与下壁梗死伴发(发生率为12%~43%),单纯右心室梗死更为少见(发生率为1.7%~2.4%)。

右室心肌梗死的临床表现特点如下:①体循环淤血表象明显,可见颈静脉怒张,深吸气时增强;但右室心肌梗死发病后,并不立即出现慢性右侧心力衰竭的双下肢水肿症状。②低血压、低排血状态,表现为四肢冰凉、尿少,严重者可有意识障碍等类似休克症状,甚至休克。这些症状在左室心肌梗死的患者亦可见。但右室心肌梗死患者常无呼吸困难及肺内啰音,不常咳泡沫状痰,X线胸片示两肺野清晰。③右室心肌梗死往往由右冠状动脉病变所致,故主要由右冠状动脉供血的窦房结和房室结等部位亦常受累,出现窦性心动过缓、窦房传导阻滞、窦性停搏及一度、二度和三度房室传导阻滞。

⑫ 出现可疑心绞痛的症状该怎么办

当出现可疑冠心病心绞痛症状时,应停止体力劳动,取坐位或半卧位休息,有硝酸甘油片者可嚼碎后舌下含服,待心绞痛缓解后,尽早至医院心血管专科进行进一步诊治。休息和(或)舌下含服硝酸甘油20分钟后仍不缓解,胸痛剧烈而持续者,很有可能发生急性心肌梗死,应立即拨打急救电话"120"。

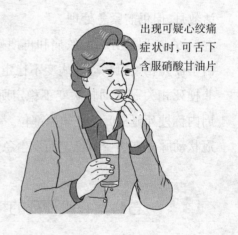

出现可疑心绞痛症状时,可舌下含服硝酸甘油片

⑬　出现哪些症状和表现需要高度警惕

　　当出现不同以往发作的症状时，极有可能意味着病变恶化，疾病已经从暂时相对稳定的慢性冠状动脉疾病阶段发展到急性冠状动脉综合征这一急性期，甚至可以视为急性心肌梗死的前驱症状。例如，胸痛程度加重，频度增加，持续时间延长，更轻微的活动即可诱发，可于休息时发作，向新的部位放射；伴随新的症状，如恶心、呕吐、心悸或呼吸困难等；原先休息或含化硝酸甘油即可缓解的心绞痛变得上述措施只能暂时或部分缓解症状，甚至无效；初次发作或自发一过性胸闷、憋气、胸痛、胃部不适和咽部堵塞感等。

⑭　心绞痛如何进行危险分级

　　心绞痛可分为稳定型心绞痛和不稳定型心绞痛，其临床危险度分级见表8~表10。

表8　稳定型心绞痛临床危险度分级①

危险度	加拿大心脏病学会心绞痛分级（Ⅰ~Ⅳ）②	运动实验指标（Bruce或MET方法）	发作时心电图
低危险	Ⅰ、Ⅱ	Ⅲ级或6METS以上	ST段压低≤1毫米
中危险	Ⅱ、Ⅲ	低于Ⅲ级或6METS心率>130次/分	ST段压低>1毫米
高危险	Ⅲ、Ⅳ	低于Ⅱ级或4METS心率<130次/分	ST段压低>1毫米

　　① 稳定型心绞痛的危险度分级主要依据运动试验的结果，诱发心肌缺血、心绞痛发作的运动量越低，提示缺血范围越大，其危险度也就越高

　　② 详见表9

表9　加拿大心脏病学会关于心绞痛的分级

分级	表现
Ⅰ级	一般日常活动（如步行、登楼）不引起心绞痛，费力、速度快或长时间的体力活动或运动可引起心绞痛发作

续表

分级	表现
Ⅱ级	日常体力活动稍受限。心绞痛可在快步行走、登楼、餐后行走、寒冷天气行走、逆风行走或情绪激动后活动时发生
Ⅲ级	日常体力活动明显受限,平路一般速度步行或上一层楼即可引起心绞痛发作
Ⅳ级	轻微活动即可诱发心绞痛,甚至休息时亦可发生

表 10　不稳定型心绞痛临床危险度分级

危险度	心绞痛类型	发作时心电图	肌钙蛋白
低危险	初发、恶化劳力型、无静息时发作	ST 段压低 ≤1 毫米 持续时间 <20 分钟	阴性
中危险	① 1 个月内出现的静息心绞痛,48 小时内未再发作(多数由劳力型心绞痛进展而来) ② 梗死后心绞痛	ST 段压低 >1 毫米 持续时间 <20 分钟	阴性或弱阳性
高危险	① 48 小时内反复发作静息心绞痛 ② 梗死后心绞痛	ST 段压低 >1 毫米 持续时间 >20 分钟	常呈阳性

　　用于对不稳定心绞痛危险度分级的几项指标中,最重要的是心绞痛发作类型和持续时间:①恶化劳力型心绞痛伴 48 小时内反复休息时发作的患者最为重要;②静息心绞痛发作时 ST 段压低并且持续时间 >20 分钟;③当左心室射血分数(LVEF)<40%,心肌缺血的耐受性明显降低,猝死发生率增加;④心绞痛发作时并发急性左心衰竭,二尖瓣反流或低血压等。

15 急性心肌梗死的先兆表现有哪些

　　急性心肌梗死患者可能于发病前 1 周出现某些前驱症状,少数患者甚至提前数周出现先兆表现,约 40% 的患者于发生心肌梗死前 1~2 天出现先兆表现,有的患者可出现不止一次。

　　心肌梗死的先兆症状可表现为:①心绞痛较之前发作频繁,轻微活动甚至休息状态下也可出现心绞痛,服用硝酸甘油效果不明显,常伴出汗,发作时感到烦躁不安;②出现胸闷、憋气、心慌、气短、呼吸困难、夜间不能平卧,以及咳嗽、咳泡沫样痰等心功能不全症状;③自感心慌、气急,脉搏不规整,症状可反复出现;④有时以胃肠道不适为首发表现,表现为食欲减退、恶心、呕吐、腹胀、腹泻、中上腹疼痛等;⑤疲乏无力、精神不振、嗜睡、烦躁、头晕、头痛、抽搐,甚至出现神志不清、意识模糊、偏瘫等脑供血不足症状;⑥心前区疼痛不明显,而表现为咽喉痛、牙痛、颈部痛、肩背痛、左肩胛部痛、左前臂痛等异位疼痛;⑦心律失常;⑧休克。

16 什么是青年性心肌梗死

青年性心肌梗死是指年龄在 40 岁以下的青年,不论病因如何而发生的急性心肌梗死。

(1) 病因:与老年性心肌梗死相比,青年性心肌梗死中非冠状动脉粥样硬化病因致病者相对多,包括冠状动脉炎、冠状动脉栓塞、冠状动脉痉挛、外伤致心肌受损、冠状动脉夹层、先天血管畸形以及严重缺氧、冠状动脉低灌注压、重度感染、严重失血或出血性疾病等。

(2) 诱因:①饮酒和咖啡、嗜烟:因过度饮酒和咖啡、嗜烟诱发急性心肌梗死的青年人不占少数,值得警惕。②毒瘾:吸毒或静脉注射毒品(如大麻、可卡因等),可诱发冠状动脉痉挛而导致心肌梗死。可卡因能够阻碍内源性儿茶酚胺的利用,诱发室性心律失常及猝死,使冠状动脉血管收缩而致心肌梗死。③口服避孕药物:可增加心肌梗死风险,是育龄妇女发生心肌梗死的一个重要因素。妊娠或口服避孕药物同时吸烟的女性,发生心肌梗死的概率增高。④剧烈运动:适当运动和体育锻炼可以防治冠心病,但应注意运动的强度及方法应因人而异。不少青年因剧烈运动和过度劳累(包括情绪过分激动)而发生猝死和心肌梗死。尤其应该避免运动后马上饮用大量冰冷刺激饮料。⑤具有 A 型行为:A 型行为类型的人群主要表现为有时间紧迫感(总希望在短时间内做最多的事)、竞争性强、易激动等。具有这一性格的中青年人易患冠心病。

（3）临床表现：90% 以上患者在 31~40 岁首次发病，男性多于女性，绝大多数患者病前无心绞痛病史，而发病时表现为典型的缺血性胸痛。多数患者是以典型的缺血性胸痛而首次就诊。尽管青年性心肌梗死多表现为典型的缺血性胸痛，但以放射部位疼痛为首发表现者并不少见。部分青年性心肌梗死以猝死为首发表现，患者生前不能明确心肌梗死的诊断，以致失去救治时机。因此，对无典型心绞痛或冠状动脉硬化病史的青年人，一旦出现典型的缺血性胸痛，应高度警惕有发生急性心肌梗死的可能，应及时查心肌酶及心电图，尽早明确诊断。

（4）预后：与老年性心肌梗死相比，青年性心肌梗死患者在疾病病变范围、受累冠状动脉支数、心功能状态、危险因素、并发症发生率方面均较好，并且年龄上的优势使患者的治疗选择范围较大，可采取最佳治疗方式。因此，青年性心肌梗死患者的急性期和远期病死率较低，而近期和远期预后较好。

然而，由于青年性心肌梗死常发病突然，症状严重，加之患者因为自觉年轻，而疏忽对心肌梗死的预防、危险因素的控制，对发生心肌梗死后的紧急处理缺乏足够认识，常使病情延误、误诊或漏诊，因此需加以重视。

⑰ 心肌缺血为何有时无症状

冠心病的分类中有一类称为无症状性心肌缺血，也叫隐匿型冠心病。顾名思义，这类患者没有典型的冠心病症状，甚至无任何自觉症状，发生心肌缺血甚至心肌梗死时可无明显不适，而通过临床检查发现心肌缺血证据。

无症状性心肌缺血在临床上常被忽视，其确切发病机制目前尚不清楚，患者缺乏典型的临床症状可能是由于以下原因：①心肌缺血时间短、程度轻，不足以引起疼痛；②痛觉感受及神经传导系统异常；③有些持续时间较长、程度严重的心肌缺血也可无症状，尤其是糖尿病患者，无症状性心肌缺血发生率明显增高。内源性镇痛物质水平差异。已有研究表明，无症状性心肌缺血患者血浆内源性镇痛物质水平较高。

⑱　如何区别冠心病和"更年心"

"更年心"是更年期综合征的表现之一。绝经前期或绝经期的妇女,卵巢功能衰退,使体内雌激素水平下降,内分泌功能紊乱。这种性激素水平的下降干扰了神经递质儿茶酚胺的代谢过程及正常分泌,导致血管痉挛而造成心血管系统的变化,主要表现为心慌、胸闷、头晕、头痛、多汗、失眠、颜面潮红、血压波动、心前区疼痛、心律不齐等。

由于症状相似,加之更年期女性承受着来自生理改变、社会竞争、家庭等方面的压力,心理负担常较大,心态焦虑,主观感觉较多而且严重,常觉得自己得了冠心病而反复就医。

那么,如何区别"更年心"和冠心病呢?

首先,"更年心"患者尚有其他更年期综合征表现,如月经周期延长、量少,以至闭经等月经紊乱,以及失眠、抑郁、多虑、忧愁、激动、记忆减退等神经精神症状。患者虽然也可能有心电图 ST-T 段改变,但多出现在下壁导联,服用普萘洛尔(心得安)后可恢复正常。其次,典型的冠心病心绞痛常在胸骨后,呈压榨样,持续数分钟,含服硝酸甘油可缓解。更年期综合征胸痛多为弥漫心前区的不适或针刺样痛,持续时间较长或仅呈一过性,硝酸甘油难缓解。除了临床症状上的不同,通过心得安试验、心电图、24 小时动态心电图、冠状动脉 CT、冠状动脉造影、运动负荷试验等检查,不难区分二者。

当然,更年期后,随着雌激素分泌水平降低,雌激素对心血管的保护作用变弱,冠心病发生率会逐渐增高,因此及时诊断,排除有无冠心病,防患于未然,对更年期女性而言是十分必要的。

⑲　可以凭症状大致判断病情吗

前文已经介绍了冠心病的各种临床表现,现在我们已经知道了什么样的表现可能是心绞痛,病情如果加重了会出现哪些症状上的变化。

但是,仅凭症状及其变化是不足以确切反映冠心病患者真实病情的。比如,无症状性心肌缺血患者(常见于老年人和糖尿病患者)常缺乏与心肌缺血相关的主观症状,甚至某些患者发生心肌梗死时亦无特殊不适,但通过各种临床相关检查可以证实他们存在冠状动脉病变及心肌缺血的客观证据;与之相反,某些患者常感觉有心绞痛类似症状,但各种临床相关检查并未发现确切的冠状动脉病变证据,这可能与精神压力增大、个体痛觉反应较敏感有关,并非心血管系统疾病。

总之,症状归根结底是患者主观的,只有通过到医院专科进行全面、合理的检查,掌握疾病的客观证据,才能帮助医患双方更好地了解病情,为疾病的诊断及治疗提供正确的指导。

㉔ 什么情况下需要到门诊就诊

当出现可疑冠心病症状,如典型心绞痛,或其他可疑但不典型的症状时,应在症状缓解后,尽早到医院就诊,明确是否存在冠心病病情;既往患有冠心病的患者若自感症状加重,如发作次数变频繁、疼痛剧烈程度增加、静息时发作、硝酸甘油效果变差等,但在发作后仍可在大约30分钟内缓解,应尽早至医院门诊就诊;既往患有冠心病的患者在医院接受治疗后,应按出院医嘱要求,定期到医院复查病情,调整治疗方案。尤其应注意的是,冠心病患者即使症状减轻,仍不可放松警惕,要按医嘱治疗,坚持健康的生活方式,并定期到医院复查病情。

㉕ 什么情况下需要到急诊就诊

任何急性冠状动脉综合征(包括不稳定心绞痛、急性心肌梗死)患者均属于需要迅速急诊处理的患者。这类患者大都有剧烈而持续的心绞痛症状,无法自行缓解,含服硝酸甘油效果差,可能伴有大汗淋漓、周身湿冷、面色苍白至青紫、口唇发绀(嘴唇暗紫色)、指(趾)甲床苍白至发绀、呼吸困难严重并咳白色或粉红色泡沫状痰,还可能焦虑不安、恐慌,自诉"濒死感",

并出现头晕、恶心、神志不清、意识丧失,甚至休克等。

　　总之,冠心病患者若感觉症状不能缓解或者发作时症状较重,一定要及时拨打急救电话!这时候往往时间就是生命!

不舒服时,赶快拨打急救电话!

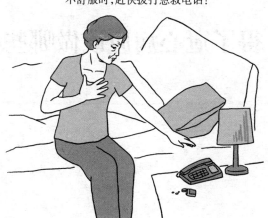

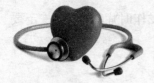

五、得了冠心病应该做哪些检查

 冠心病患者检查的作用以及评价标准是什么

除了解患者的临床表现以及进行体格检查之外,掌握各种辅助检查的检查结果,也是冠心病诊断过程中必不可少的。其作用更主要是:①了解患者的总体情况;②评价心血管功能;③了解有无并发症;④指导下一步治疗方案;⑤治疗后评价疗效;⑥评价病情预后;⑦长期监测病情。

不同的检查,包括影像学和实验室检查,有创或无创检查,分别针对疾病的不同方面(如冠状动脉病变部位和程度、心室功能、斑块形态、心肌活力等)、不同发展阶段,其灵敏性和特异性亦各有优劣。因此,合理选择不同的检查,综合分析,才能得到关于患者病情客观而全面的证据。

 哪些检查有助于冠心病的诊断

目前,用于冠心病诊断的辅助检查手段较为丰富。除了最基本的典型临床表现(包括症状和体征)外,心肌酶学检查等实验室检查和心电图检查(包括静态心电图、运动心电图、发作当时的心电图、24小时动态心电图等)等对诊断冠心病也有重要意义。近年来,超声心动图、放射性核素心肌灌注显像、冠状动脉造影、左心室造影、多排螺旋CT(MDCT)、磁共振成像、冠状动脉内超声显像等技术也在快速发展,并使得冠心病的诊断更准确、全面。

③ 住院治疗患者需要进行哪些基本检查,有何意义

冠心病患者入院后,除了配合医生进行全面的体格检查,还需要做一些常规实验室及影像学检查。

其中一些检查虽然对诊断冠心病的特异性低,但能够全面反映患者的总体身体情况,为及时发现重要脏器的某些病变提供线索,也为进一步进行有风险的检查及治疗提供指导。这些检查包括血、尿、便常规,血生化全套(肝肾功能、血糖、电解质等),凝血功能、血气分析、乙肝五项、丙肝抗体、梅毒及艾滋病抗体,以及心电图、X线胸片、超声心动图等。

还有一些实验室检查能为诊断冠心病心肌损伤、心肌梗死、冠心病合并心力衰竭、肺栓塞等提供重要线索,因此,也是十分必要的。这些检查包括:①心肌肌钙蛋白Ⅰ:这是一种心肌损伤标志物,对诊断心肌梗死有高度特异性和灵敏度,已逐渐成为诊断心肌梗死的实验室诊断“金标准”;②D-2聚体:为排除肺栓塞(需结合血气分析及X线胸片等)引起的胸痛,以及深静脉血栓(DVT)、弥散性血管内凝血(DIC)等严重并发症的关键指标;③脑钠肽(BNP)及氨基末端脑利钠肽前体(NT-proBNP):用于排除有无合并急性或慢性心力衰竭。

④ 什么是心电图,其基本原理是什么

心脏是由心肌细胞组成并具有瓣膜结构的器官,其基本活动方式有两种:一种是机械活动,表现为心肌的收缩与舒张,形成心脏的泵血功能;

另一种是生物电活动,目的是激发、协调心脏的机械活动。正常人的电激动起源于窦房结,经房室传导系统传至心房、心室肌细胞,然后引起心肌收缩。尽管这一系列电活动十分微弱,但仍会传到身体表面。

通过在体表的不同部位放上电极进行测量,我们可以将心脏微弱的电活动放大后记录下来,由此展现出一幅反映心脏活动的图形,即心电图。正常心电图为呈周期性改变的波形曲线,规律而流畅。国际统一将每一心动周期中的波形分为 P 波、QRS 综合波群、T 波以及在 T 波后可能出现的小的 U 波,各波的点位大小、持续时限都有各自正常的范围。其中,P 波代表左右心房除极(激动)过程;P-R 间期表心房电激动传到心室的时间;QRS 波群代表左右心室和室间隔电激动的过程;ST 段代表心室除极后缓慢复极的阶段;T 波代表心室快速复极的电位变化;U 波位于 T 波之后,比较低小,机制未完全明确。

心电图被已在临床应用了 103 年,是心血管疾病诊断不可缺少的工具。除静息心电图外,为了捕捉发病时的即时情况,还发展出动态心电图、监护心电图、远程心电图、食管心电图、心内电图等技术。此外,运动心电图、食管心电图、心内电图等技术还可主动诱发心律失常,大大提高了心电图检查的敏感性和特异性。近年来,新的辅助软件的开发更充实了心电图检查的内容,如 QT 离散度、T 波电交替、心率震荡、心室晚电位等,进一步提高了其临床应用的价值。

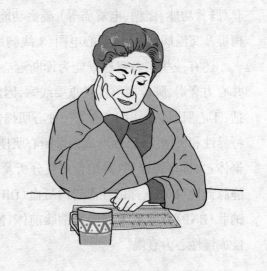

⑤　心电图对于冠心病的诊断有何意义

当心脏因缺血受损或坏死时,心电活动的变化能及时反映在心电图上,表现为各种波形的异常变化。其对冠心病诊断的具体意义如下:

（1）判断冠状动脉供血不足：心电图对于冠状动脉供血不足有较高的诊断价值。当心绞痛发作时，心电图可以出现缺血性 ST-T 改变。对于心绞痛症状不典型、并且静息心电图无明显 ST-T 改变的患者，通过心电图运动实验（运动心电图）可以诱发心肌缺血，以明确诊断。心电图诊断心肌缺血特别强调有变化，没有变化只有 ST 段改变有时候并不一定是心肌缺血。

（2）判断冠心病心肌梗死：对于发生急性心肌梗死或既往有心肌梗死而诊断不明确的患者，心电图是不可缺少的检查项目。无论病史是否典型，有经验的临床医生有时根据心电图改变一项，即可明确诊断心肌梗死。并且，以心电图为依据可以判断梗死的部位、范围、程度和时期，推测有病变的冠状动脉分支及预后，为治疗提供重要的参考依据。

（3）评价冠状动脉血运重建及某些药物的治疗效果及毒副作用等。

（4）判断冠心病心律失常：心电图检查是诊断各型心律失常的最有效方法，对心肌梗死、心力衰竭及心脏直视手术患者连续进行心电图观察，有助于及时发现并处理重要的心律失常，避免造成严重后果。

⑥　心电图会"说谎"吗

当心电图出现典型的缺血性 ST 段和 T 波改变或心肌梗死的图形时，可明确诊断冠心病。但是，心电图有时候也会"说谎"。在临床实践中，有许多患者的心电图检查未见明显异常，但确已患有冠心病，甚至已经发生了心肌梗死等严重心血管事件。这是为什么呢？

（1）心电图对于冠心病的诊断敏感性不高，尤其对于早期冠心病患者，因为当往往冠状动脉粥样硬化病变导致管腔狭窄到相当严重程度（约有 2/3 管腔狭窄）时，常规心电图才出现心肌缺血改变。

（2）50% 以上典型心绞痛患者的静息心电图是"正常"的；冠心病在非发病时期的心电图检出率仅有 30%~50%，往往需要通过运动或药物负荷试验来增加心脏负荷才能诱发明显的心肌缺血，使心电图出现改变。

（3）还有一些冠状动脉多支病变的患者，由于心肌缺血范围广，导致异常的心电相互抵消，即使发生早期心肌梗死，心电图表现仍可能正常。

需要注意的是：有时临床检查心电图提示有 ST-T 改变，不一定就是心肌缺血。肥厚型心肌病、房颤、更年期非特异性改变等情况下，也可能出现 ST-T 改变。因此，对于没有临床表现的心电图变化，应该进一步进行详细检查。

⑦　什么是动态心电图

动态心电图是一种可以长时间连续记录并分析心脏在活动和安静状态下心电图变化的方法。与普通心电图比较，动态心电图可于 24 小时内连续记录多达 10 万次左右的心电信号，这样可以提高对非持续性心律失常，尤其是一过性心律失常及短暂心肌缺血发作的检出率，并且将发作时间可与患者的活动及症状相对应，从而帮助医生分析病情。现在还有一种可置入人体的动态心电图仪，能更好、更长时间地记录心脏情况，以发现对治疗有价值的信息。

⑧　动态心电图在冠心病诊断方面有哪些作用

①对于短暂发作的心肌缺血，动态心电图检出率高；②在胸痛发作时，动态心电图可以发现有或无心电图改变，结合对应时间的临床表现，不但可以做出心肌缺血的定量分析，而且有助于对心肌缺血发作的机制做出推测；③对于发生心肌梗死的患者，动态心电图有助于做出明确诊断，而且能更好地记录心电图的演变过程，了解发病的时间和进展情况；④用动态心电图能发现梗死后无痛性心肌缺血，指导临床治疗；⑤可以观察患者有无合并复杂的心律失常，特别是某些致命性心律失常，以及记录其类型、频度及其发生与活动、睡眠等的关系，从而筛选出高危险患者，以决定进一步的检查和治疗。

⑨　什么是心电图运动负荷试验

一般，静息心电图检查是在患者安静平卧状态下进行的，此时心脏负担小，心肌缺血可能不能显现出来。心电图运动负荷试验是心电图负荷试验中最常用的一种(此外还有药物负荷试验,即通过药物改变冠状动脉血流量或心脏负荷)。其原理为通过运动增加心脏的负荷,使心肌耗氧量增加,当负荷达到一定量时,冠状动脉狭窄患者的心肌供血不能相应增加,从而诱发静息状态下未表现出来的心血管系统异常,并通过心电图显示出来。目前常采用登梯、踏车及活动平板运动试验测定负荷状态下的心电图变化。

目前公认运动负荷试验是一种简便、实用、可靠的诊断检查方法,如能遵循周密的方案,严格掌握试验的禁忌证,也是安全的。运动负荷试验主要用来筛查隐性(无症状)冠心病,评价药物及冠心病介入治疗或冠心病外科手术治疗的效果。具体为:①协助确诊冠心病,并对无症状者筛查有无隐性冠心病;②评估冠状动脉狭窄程度,筛查高危患者,以便进行手术治疗;③测定心脏功能和运动耐量,以便客观地安排患者的活动范围和强度,为康复锻炼提供可靠依据;④评价冠心病患者治疗效果。

约有 10% 的冠心病患者进行运动负荷试验,可出现假阴性结果。另外,贫血、低血钾、自主神经功能紊乱及风湿性心脏病、心肌病、高血压病、先天性心脏病患者进行心电图运动负荷试验,也可能出现类似冠心病的异常(假阳性)结果。

⑩ 为什么不能仅凭心电图诊断冠心病

心电图报告中一些看不懂的医学术语常会让人有些"担心",其实,单凭一份心电图还不能轻易做出冠心病的诊断,因为其他许多疾病(如心肌病、心肌炎、自主神经功能紊乱等)也可以产生与冠心病相同的心电图表现。此外,如果患者合并有房颤、左束支传导阻滞等心律失常,导致心肌缺血图形无法正常在心电图上显示,不能仅凭心电图简单判断患者有无冠心病。

⑪ 超声心动图检查有什么意义

超声心动图检查是用超声波来显示心脏动态图像的技术,是无创性心脏病检查的重要技术之一,用于测量心脏的大小、心室壁的厚度及心脏收缩和舒张的能力,以明确心脏的结构和功能情况,并且具有患者无痛苦、无损害,方便实施,可重复多次,显像清晰等特点。

超声心动图对冠心病诊断具有重要价值:①能从心室壁运动异常和室壁厚薄、纤维化瘢痕的变化来判断冠心病心肌缺血、心肌梗死和室壁瘤,其中对室壁瘤的诊断,不仅敏感,而且特异性强;②部分冠心病者,心电图虽正常,但二维超声心动图却可显示室壁节段性运动异常(这是因为病变部位心肌收缩力减弱甚至消失,而正常心肌代偿性收缩力增强),因此对冠心病具有早期诊断价值;③对心肌梗死的并发症,如乳头肌断裂、室间隔穿孔、假性室壁瘤等,具有特异性诊断价值;④对冠状动脉瘤样扩张的诊断也有很大价值;⑤测量左心室收缩及舒张功能。

(12) 什么是负荷超声心动图,其作用是什么

负荷超声心动图是将二维超声心动图和运动负荷试验或药物负荷试验联合应用的一项检查。目前主要包括运动负荷(活动平板、直立或仰卧蹬车)和药物负荷(使心血管系统兴奋的药物或血管扩张剂)两种方式,此外还有食管调搏、冷加压试验等。

对于怀疑有冠心病可能性的患者,负荷超声心动图可发现缺血状态下存活的心肌,还可识别"顿抑心肌""冬眠心肌"等缺血较严重但仍存活的心肌。此外,负荷超声心动图能够发现受累心肌的范围、室壁收缩减低的持续时间等,这与患者的预后及危险事件发生率相关,有助于对患者病情进行危险分级。

负荷超声心动图对冠心病的诊断价值已得到公认。全世界多中心实验表明,负荷超声心动图诊断冠心病心肌缺血具有较高的敏感性(86%)和特异性(84%),总的准确率达到83%。

(13) 多排螺旋 CT 对冠心病诊断有什么意义

多排螺旋 CT(MDCT)是在横轴薄层扫描的基础上,采集三维数据,并

进行多种方向的图像重建。MDCT 是冠状动脉病变诊断的最佳无创影像方法。

在以下情况下需要做冠状动脉 MDCT：①疑诊冠心病患者的诊断：临床怀疑患冠心病者可行 MDCT 进行初步诊断，但是 MDCT 对于狭窄程度的判定有一定的局限性，尤其是钙化血管和小血管；②冠状动脉搭桥（CABG）术后随访：是术后随访 CABG 通畅性最有价值的无创影像方法；③冠心病药物治疗效果评估；④冠心病的一级和二级预防、冠心病事件的预测。

MDCT 也不是十全十美的无创影像学检查，更不可能取代冠状动脉造影在冠心病诊断中的地位，其局限性表现在：①需要严格控制冠状动脉图像质量，如要求心率 <70 次 / 分，心律不齐受限；②不能充分显示冠状动脉细小分支；③对于心脏和心肌运动功能的诊断不足；④冠状动脉支架内再狭窄的评估受限等。

⑭ 心脏磁共振成像有什么作用

磁共振成像（MRI）是 20 世纪 80 年代初才应用于临床的影像诊断新技术，其基本原理为利用体内质子（主要是氢原子中的质子）在静电场中受到一定强度和频率的脉冲激发后产生共振现象，并由此产生回波信号，经特殊线圈接收后，由计算机重建而获得的图像。随着近年软、硬件技术的不断发展，其在心血管疾病诊断中的应用越来越广泛，其大视野、无电离辐射、任意平面成像、高度软组织分辨力，不需使用对比剂即可显示心脏和血管结构的特点，使其成为目前与超声和 CT 并立的一种诊断方法。

MRI 可对心脏形态、功能、心肌灌注、血管造影、动脉斑块以及分子显像等进行"一站式"的检查，既能够直接显示心腔大小、室壁厚度、室壁瘤等，又能够观察室壁节段性运动、房室瓣开放和关闭状态，而且还能够识别心肌缺血和心肌活性等，直接指导临床治疗。①MRI 对全身血管的检查，特别是结合对比剂，可以准确而全面地反映大动脉及其主要分支的生理和病理状态，包括形态结构和功能的判断，几乎可与数字减影血管造影（DSA）技术相媲美；②其心肌灌注延迟强化识别瘢痕组织的能力则可能发展成为无创性检查方法鉴别非存活心肌的金标准;③其对附壁血栓及心内膜下心肌梗死的识别能力甚至是正电子发射型计算机断层扫描(PET)都无法比拟的。

心血管 MRI 作为新兴的检查技术,也有尚需发展的方面,如磁共振冠状动脉造影技术,目前尚无法满足临床需要,但仍有较高的发展前景。

⑮ 放射性核素心肌灌注显像有什么作用

放射性核素心肌显像是将无害的放射性显像剂(常用的有 ^{201}Tl、^{99m}Tc-MIBI 等)经静脉注入人体后,显像剂浓聚在心肌内,通过体外照相技术使正常心肌清晰显像。显像剂在心肌的浓聚量与局部心肌血量成正比。当因冠状动脉狭窄或心脏负荷增加而冠状动脉灌注不足时,病变部位心肌血流灌注绝对降低,心肌对显像剂的摄取绝对或相对减少,在心肌显像图上表现为放射性稀疏或缺损区。

目前,心肌灌注显像已是国际上公认诊断冠心病的无创性检测方法,它明显优于心电图运动负荷试验,在诊断临床症状、酶学检查和心电图改变不典型的可疑急性心肌梗死以及判断冠心病预后、预测高危心血管事件、估测心肌活力、评价介入治疗指征及术后疗效、诊断扩张型心肌病及肥厚型心肌病等心肌病等方面都有重要价值。在我国,随着新的放射性物质药物、单光子发射型计算机断层扫描和正电子发射型计算机断层扫描(PET)的推广应用以及心血管病临床医师对核医学认识的增加,放射性核素心肌灌注显像在临床发挥着越来越重要的作用。

⑯ 冠状动脉造影术对于临床诊断有何意义

尽管各种新型无创性诊断影像技术不断进展,但冠状动脉造影术仍是临床上诊断冠状动脉病变的"金标准"。

冠状动脉造影术操作的方法是从患者大腿根部的股动脉或上臂的桡动脉,送入一根心导管,在 X 线影像的帮助下,将导管尖端一直送至心脏的冠状动脉,然后注入造影剂,对左、右冠状动脉进行造影检查。

冠状动脉造术影具有重要的临床意义:

(1) 明确冠心病诊断:对于有不典型心绞痛症状,临床难以确诊,尤其是治疗效果不佳者,以及中、老年患者有心脏扩大、严重心律失常、心力衰竭、心电图异常,怀疑有冠状动脉病变或畸形,但无创检查结果不能确诊者,冠状动脉造影可提供有力的诊断依据。

(2) 用于指导治疗:对于临床上确认的冠心病患者,在内科保守治疗不佳而考虑采用经皮冠状动脉腔内成形术(PTCA)或主动脉 - 冠状动脉旁路移植术时,必须先进行冠状动脉及左心室造影,明确冠状动脉狭窄的部位、程度及左心室的功能情况,以正确选择适应证,制订治疗方案。

冠状动脉造影术的优点是能直接观察到冠状动脉的狭窄部位和狭窄程度,一旦发现冠状动脉狭窄明显影响心肌供血,当时即行介入治疗,即一次创伤可以解决诊断和治疗问题,而且患者在术后 1~2 天就可出院,既节省时间又节约医疗资源。

⑰ 冠状动脉造影术有哪些局限性

尽管有鲜明的优点,冠状动脉造影术也存在一定的局限性:①尽管随着医生对该技术掌握程度的提高,对于大多数患者都可将穿刺部位选在相对安全的腕部桡动脉处,但冠状动脉造影术终归是一种创伤性检查方法,有一定风险,如穿刺部位切口出血明显,术后压迫止血等稍有不慎会产生血肿,严重者血肿可压迫神经和血管,造成肢体活动障碍,另有约 0.3% 的人会发生迷走神经反射,可致休克甚至心脏骤停;②术中或术后可能出现一系列并发症,其中一些严重的并发症危及生命,包括死亡、心肌梗死、卒中、冠状动脉夹层、冠状动脉痉挛、肾衰竭、急性心力衰竭、心律失常、急性肺栓塞、造影剂过敏反应以及假性动脉瘤、动静脉瘘、动脉血栓形成、外周血管栓塞等血管并发症等,因此,要求患者要尽量配合医生做好术前准备及遵循术后医嘱,而医生在术中、术后要做好急救准备;③冠状动脉造影并不能反映直径小于 200 微米的动脉情况,也不能提供冠状动脉内斑块性质的信息。

冠心病各种检查的比较

表 11   几种冠状动脉检查比较

临床应用	冠状动脉造影术	超声心动图	放射性核素心肌灌注显像	心脏多排螺旋 CT	心脏 MRI
冠状动脉研究	++++	–	+	+++	WIP
斑块分析	–	–	–（IVUS 除外）	+++	WIP
心肌活性	–	++	+++	WIP	+++
心肌灌注	–		+++	WIP	+++
心室功能	+	++	+	++	+++
形态研究	+	++	–	+++	++

IVUS:血管内超声,是无创性的超声技术和有创性的导管技术相结合的一种新的诊断方法。运用该方法可以准确掌握血管的管壁形态及狭窄程度,尤其是在冠心病的介入性诊疗中有很高的指导价值

WIP:技术正在研发中,但有较好的应用前景

+:标示有意义的程度,+ 越多越有意义;–:代表没有意义

冠心病各种检查前各应做哪些准备

各种临床检查,无论是有创还是无创,只有在医生的认真准备和患者的密切配合下,才能得到尽可能满意的结果,同时减少检查带来的风险。

(1) 心电图运动试验前需要做的准备:①患者应在运动试验前 2 小时内禁食、禁烟、禁酒,可饮水、洗澡,穿适合运动的衣服,但在运动试验前 12 小时内不要做特殊运动;②运动试验的目的如果是诊断,患者应在医生指导下停用某些药物(尤其是 β 受体阻滞剂),因为药物可削弱受试者对运动试验的反应,难以解释运动试验的结果。

(2) 放射核素心肌灌注显像检查前需要注意:①静息显像检查前 3~4 小时禁食,若采用 ^{99m}Tc-MIBI,则应于静脉注射显影剂后数分钟饮 250~500 毫升牛奶,以促进肝脏清除放射性核素;②行负荷显像检查的患者亦应在

试验前 3~4 小时开始禁食,并在医生指导下停用所有可能影响心率、心肌血流灌注及负荷试验所用药物药理作用的药物,比如至少在 24 小时前停用普萘洛尔,至少在 4 小时前停用长效硝酸盐、硝酸甘油、β 受体阻滞剂等;③若显像剂为 ^{99m}Tc-MIBI,在运动试验后 15~30 分钟喝 250~500 毫升牛奶,以利于放射性核素从体内清除。

(3) 多排螺旋 CT(MDCT)前注意事项:①保证心电图同步化,包括基础心率 >70 次 / 分的患者必须使用降心率药物;②在医生指导下,进行呼吸和憋气,以利于准确定位扫描,必要时可吸氧气;③配合医生注射造影剂,完成循环时间的测定。

(4) MRI 检查前注意事项:MRI 检查前无需禁食、禁水;心血管 MRI 检查时间较长,一般需要 20~30 分钟,扫描时患者应尽可能保持静止状态,有时需要患者反复屏气,否则难以获得高质量图像;婴幼儿需使用镇静剂使其安静入睡后再行检查。

(5) 冠状动脉造影术前准备:①目前临床不主张禁食,可以吃一些易消化的食品,以免患者在手术过程中出现血容量不足等情况。具体进餐问题应根据手术的时间安排而定,具体应询问主管医生。②保证良好的休息和睡眠,以免影响患者的身体状况,增加术中风险。对于精神紧张的患者,可在术前一日的晚上使用镇静药。③准备经股动脉进行造影检查的患者,应在术前 1~2 日练习卧床解大小便。④练习术中需配合的动作,主要是呼吸和咳嗽。冠状动脉造影时,需要患者先深吸一口气,然后憋住。这个动作可使导管更容易到达冠状动脉口部。有时医生会叫患者咳嗽,这个动作可使造影剂尽快从冠状动脉内排出,增加安全性。在医生没有要求的情况下切忌深呼吸。⑤在手术之前(通常医生会提前告知手术开始的大概时间),最好去卫生间进行大小便,以减少术后的不方便。

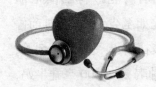

六、心绞痛和急性心肌梗死的不同及急救处理

心绞痛和急性心肌梗死的临床表现有哪些不同

（1）急性心肌梗死和心绞痛的临床症状类似，但是急性心肌梗死的症状更重，持续时间更长。一般，严重症状出现超过 20 分钟不缓解常，是心肌梗死的表现。

（2）由于急性心肌梗死后心肌收缩力下降可引起血压降低，甚至心源性休克，出现气喘或肺水肿；而心绞痛发作时血压无显著改变，甚至由于交感神经兴奋使血压升高。

（3）急性心肌梗死由于坏死心肌组织的吸收，可以引起发热；而心绞痛是暂时的心肌缺血，并不导致心肌坏死，不会引起发热。

（4）急性心肌梗死可导致心包炎，心脏听诊时可听到心包摩擦音；而心绞痛不会出现。

② 心绞痛和急性心肌梗死的各项检查有哪些不同

在因胸痛入院的患者中,为诊断是否为急性心肌梗死,常做的检查有两项:

(1)血清心肌坏死标记物:包括肌钙蛋白Ⅰ、肌钙蛋白T、磷酸肌酸同工酶等。急性心肌梗死时心肌组织坏死可导致血液中上述标记物水平明显升高;而心绞痛一般不会引起这种改变。

(2)心电图:急性心肌梗死常会出现典型的心电图表现;而心绞痛心电图一般无变化或仅为暂时性ST段和T波改变。

此外,由于急性心肌梗死后坏死心肌组织的吸收,急性心肌梗死患者还可能出现血白细胞增加、血沉降率增快等;而心绞痛由于并没有心肌坏死,故不会出现上述检查结果。

③ 心绞痛和急性心肌梗死引起的临床后果有哪些不同

一般来说,稳定型心绞痛患者大多数能生存很多年,但有发生急性心肌梗死或猝死的危险。有室性心律失常或传导阻滞的患者预后较差,合并有糖尿病的患者预后明显差于无糖尿病的患者。

决定预后的主要因素是冠状动脉病变的范围和心脏功能。据统计,左冠状动脉主干病变最为严重,年病死率可高达30%左右,此后依次为三支冠状动脉病变、两支冠状动脉病变、一支冠状动脉病变。左前降支病变一般比左回旋支和右冠状动脉严重。左心室造影、超声心动图检查或放射性核素心室腔显影所示射血分数降低和室壁运动障碍对于判断预后也有意义。

急性心肌梗死与梗死范围的大小、侧支循环产生的情况以及治疗是否及时有关。随着医学的发展,急性心肌梗死的死亡率逐渐下降。过去急性期住院病死率一般为 30% 左右,采用监护治疗后降至 15% 左右,采用溶栓疗法后再降至 8% 左右,住院 90 分钟内实施介入治疗后进一步降至 4%。死亡多发生在急性心肌梗死后第一周内,尤其在数小时内,发生严重心律失常、休克或心力衰竭者病死率尤其高。

 4　发生心绞痛时应该怎样处理

心绞痛发作时应立即休息,一般患者在停止活动后症状即可消除。较重的发作,在休息的同时,可使用作用较快的硝酸酯制剂,如立即舌下含化 1~2 片硝酸甘油,一般用药后几分钟疼痛即可缓解、消失。如果服药后 15 分钟疼痛仍然没有明显缓解甚至加剧,应警惕可能发生急性心肌梗死,采取相应急救措施并尽快去医院接受检查、治疗。

 5　发生急性心肌梗死时患者家属应采取哪些急救措施

(1) 发现家人突发心肌梗死,首先不要惊慌,要保持镇静;让患者立即卧床休息,尽可能减少活动;开窗通风,保持室内空气新鲜;尽快吸入氧气,并舌下含服硝酸甘油;立即拨打急救电话,通知附近医院来医生或派救护车前来抢救。

(2) 在等待救护车期间,如果发现患者脉搏细弱、四肢冰冷,提示可能将发生休克,应轻轻将患者头部放低,足部抬高,解松患者领口、裤带,有条件者要吸氧,注意保暖,以增加血流量。此时不能再用硝酸甘油。

(3) 如果患者发生心力衰竭、憋喘、口吐大量泡沫痰,以及过于肥胖,头低足高位会加重胸闷,应扶患者取半卧位。

(4) 如果患者脉搏突然消失、意识丧失,应立即做胸外心脏按压和人工呼吸,持续到急救人员到达现场。

(5) 在救护人员到达后,准确向医生提供患者发病情况、其他病史、药物过敏情况、有无其他慢性和威胁生命的疾病、有无手术和外伤等情况。

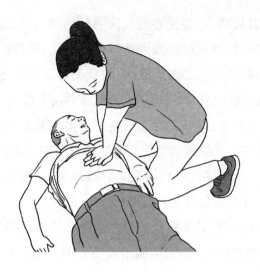

6 心绞痛离心肌梗死有多远

　　心绞痛和心肌梗死有着共同的病变基础,从心绞痛发展为急性心肌梗死的距离并不遥远。大约 30% 的不稳定心绞痛患者在发病后 3 个月内可能发生心肌梗死。但心肌梗死的发病率要比心绞痛低得多,有不少已有多年心绞痛的患者始终没有发生心肌梗死,也不少心肌梗死患者既往并没有心绞痛史。一些研究表明,反复发作心绞痛可促使冠状动脉的小分支开放,形成更多的侧支循环,一支血管发生阻塞,还可能通过这些侧支得到一些补偿,改善心肌供血。尽管心绞痛不一定会发展成为心肌梗死,但心绞痛患者仍应给予足够的重视,以免病情迁延,造成严重后果。

7 如何避免稳定型心绞痛患者发生急性心肌梗死

　　为避免稳定型心绞痛转变为不稳定型心绞痛甚至急性心肌梗死,应注意以下几点:
　　(1) 避免过度劳累:做过于繁重的体力劳动,如负重登楼、连续紧张的劳累、激烈的体育活动,都会使心脏负荷明显加重,心肌需氧量明显增加,而冠心病患者的冠状动脉已经发生动脉粥样硬化、管腔狭窄,因此不能充分扩张而造成心肌缺血。心肌的缺血、缺氧又可以引起冠状动脉痉挛,反过来进一步加重心肌缺氧,严重时就会导致急性心肌梗死。

(2) 避免情绪激动:有些急性心肌梗死是由于激动、紧张、愤怒等激烈的情绪变化诱发的。情绪激动会使心肌耗氧量增加,同时还可能引起冠状动脉痉挛,因此在激烈的比赛现场或是突然闻及喜讯、噩耗等情绪波动较大的情况下都有可能诱发急性心肌梗死。

(3) 避免暴饮暴食:暴饮暴食是诱发急性心肌梗死的常见因素。进食大量高脂肪、高热量的食物后,血脂浓度突然升高,可导致血液黏稠度增加,血小板聚集性增高,在原本就狭窄的冠状动脉内形成血栓,进而导致急性心肌梗死。

(4) 保持大便通畅:便秘在老年人中较为常见,但便秘的危害性却未被足够重视。临床上,因便秘用力屏气排便而导致急性心肌梗死的患者并不少见。所以,冠心病患者应保持大便通畅。

(5) 寒冷刺激:突然的寒冷刺激会导致交感神经兴奋性增强,增加心脏负担,诱发急性心肌梗死,所以冬春寒冷季节急性心肌梗死的发病率较高。因此,冠心病患者注意防寒保暖非常重要。

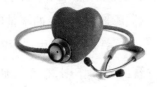

七、得了冠心病应该用什么药

1 治疗冠心病的常用药物有哪几种

治疗冠心病的药物很多,常用的有以下几类:

（1）硝酸酯制剂:主要包括硝酸甘油、硝酸异山梨酯、5-单硝酸异山梨酯等。

（2）β受体阻滞剂:具有较强的降低心肌耗氧作用和拮抗儿茶酚胺的致心律失常作用,常用的制剂有美托洛尔、比索洛尔等,以及兼有α受体阻滞作用的卡维地洛等。

（3）钙通道阻滞剂:这类药物能阻断心血管细胞膜上的钙离子通道,主要包括两大类:①二氢吡啶类:包括硝苯地平、非洛地平、拉西地平、氨氯地平等;②非二氢吡啶类:包括地尔硫䓬类、苯烷胺类(如维拉帕米)。

（4）血管紧张素转换酶抑制剂:有抗动脉粥样硬化,治疗充血性心力衰竭、心肌梗死等作用,能有效改善冠心病患者病死率和致残率,主要包括卡托普利、依那普利、贝那普利、培哚普利、咪达普利等。

（5）抗血小板药物:抗血小板治疗是冠心病治疗的基石,有助于减少冠心病患者临床不良事件的发生率。临床常用的抗血小板药物包括阿司匹林、噻吩吡啶类、西洛他唑和血小板糖蛋白Ⅱb/Ⅲa受体拮抗药等。

（6）调脂药物：不仅有降脂的作用还具有稳定粥样硬化斑块、改善血管内皮的作用，在冠心病的治疗中具有重要意义，主要包括他汀类（如阿托伐他汀、普伐他汀、洛伐他汀、辛伐他汀等）、烟酸、贝特类、胆固醇吸收抑制剂、鱼油制剂等。

② 什么情况下需要应用硝酸酯类药物

硝酸酯类药物（如硝酸甘油）可以扩张冠状动脉，降低心肌耗氧量，增加心肌血供，从而达到止痛的作用。

速效硝酸酯类药物（如硝酸甘油）起效快，可以用于治疗心绞痛急性发作，通常以舌下含服或舌下喷雾给药。硝酸甘油也可以用于预防心绞痛的发作。例如，患者可以估计可以诱发自身心绞痛发作的活动量，在活动前数分钟舌下含服硝酸甘油以防止症状的发生。又如，餐后或大便时易出现心绞痛的患者，可以在进餐时和大便前口含硝酸甘油来防止心绞痛发作。

中长效硝酸酯类药物（如硝酸异山梨酯）可以用于预防心绞痛发作。此类药物可持续而缓慢地释放有效成分，口服后半小时起效，作用可持续数小时。

此外还有硝酸甘油油膏或橡皮膏贴片，可涂或贴在胸前或上臂皮肤，通过皮肤缓慢吸收，适用于预防夜间心绞痛发作。

在发生急性心肌梗死时，为解除疼痛也可试用硝酸甘油静脉滴注。

③ 应用硝酸酯类药物会有哪些不良反应，应该怎样处理

硝酸酯类药物在发挥其药理作用的同时，可能会引起一些不良反应，患者在使用时应当引起注意。常见的不良反应有以下几种：

（1）体位性低血压：静脉给药时容易发生，硝酸甘油引起的低血压多

见,二硝酸异山梨酯静脉给药较少引起低血压。因此,应用硝酸酯类药物应当以小剂量起始,逐渐增量,密切观察血压变化,以减少低血压的发生。在血容量不足或联合使用其他扩血管药物或大剂量利尿药时,口服给药也可引起直立性低血压,此时应考虑减少利尿药或扩血管药物的剂量。

(2)头痛、潮红:硝酸酯类药物(尤其是硝酸甘油)对脑血管的扩张作用很明显,因此服药后患者可能会出现面色潮红、头痛,这是药物发挥作用的表现,多发生在用药的早期,坚持用药,症状可以逐渐减轻并消失。减少给药剂量直至症状减轻(可以耐受)或消失,再逐渐增加至推荐剂量,有助于克服这种不良反应。

(3)心动过速:为药物扩张血管后引起反射性交感神经兴奋所致,与β受体阻滞剂合用可以减轻心动过速的发生。

(4)硝酸酯耐药:硝酸酯类药物长期应用会出现耐药现象。为避免耐药性的发生,建议每天有 6~8 小时的无硝酸酯药物空白期,即长期静脉注射用药时(超过 3 天)应每天停药 6~8 小时,停药期间可以使用其他抗心绞痛药物(如地尔硫䓬)。口服给药时,应尽量避免每 8 小时一次(二硝酸异山梨酯)或每天两次(单硝酸异山梨酯)的给药方法,以保证每天有 6~8 小时血药浓度低于有效治疗浓度。病情需要时则可不必拘泥于此。

④ 应用硝酸甘油需要注意哪些问题

硝酸甘油是冠心病急救的重要药物,当发生心绞痛时舌下含服能有效、迅速地扩张冠状动脉血管,改善心肌供血,从而达到急救的目的。但在应用硝酸甘油的过程中需要注意以下问题:

(1)应舌下含服,不要吞服:舌下毛细血管丰富,在舌下含服可以让药物迅速吸收入血,1~2 分钟就可以起效。而药物吞服后需经过消化系统的吸收才能进入血液发挥作用,吸收少、起效慢、效果差。

(2)采用坐姿或半卧姿服药:硝酸甘油对血管的扩张作用明显,站立时服药可出现体位性低血压而易发生晕厥。老年患者或初次服药的患者,坐着服药后若有头晕、头痛的感觉,只要平卧休息或对症处理,可很快缓解。

随着服药时间延长,这种反应可逐渐减轻以致消失。

(3) 选择最理想的剂量:开始服用硝酸甘油片时,剂量不宜过大,否则会产生不良反应,一般一次一片。具体的服用剂量应依患者病情而定,以达到疗效而减少不良反应。如果出现症状时,需要在常用剂量基础上加量方能见效,说明病情发生变化,应及时就诊。

(4) 硝酸甘油片与其他药合用:心绞痛伴心率增快的患者可同服普萘洛尔等β受体阻滞剂;心绞痛伴高血压的患者可同服硝苯地平。此外,硝酸甘油还可与维拉帕米、地尔硫草合用可增强疗效,减少不良反应。

(5) 妥善保存硝酸甘油片:硝酸甘油应保存在密闭、避光的有色瓶内,并注意药物的有效期限,及时更换失效药片。

什么情况下需要应用β受体阻滞剂类药物

β受体阻滞剂具有较强的降低心肌耗氧作用和拮抗儿茶酚胺的致心律失常作用,因此能减少冠心病的发作次数。此类药物中常用的有普萘洛尔、美托洛尔、阿替洛尔等。近年来,大规模研究发现,β受体阻滞剂不仅可以缩小梗死范围,改善患者远期预后,如果长期使用,可以将急性心肌梗死的2年病死率降低2%~3%。另外还有研究表明,无论高危或低危急性心肌梗死患者,应用β受体阻滞剂类药物均会显著受益。因此,冠心病患者如果无哮喘、周围组织低灌注征象、心力衰竭、严重阻塞性肺疾病、严重周围血管疾病及难以控制的2型糖尿病、严重的心率缓慢等禁忌证,应尽早使用β受体阻滞剂,而且最好应用高心脏选择性、不具有内源性拟交感活性的此类药物。另外,还有学者主张急性心肌梗死患者应当静脉应用β受体阻滞剂类药物,用药越早,收益越大。

6 应用β受体阻滞剂类药物会有哪些不良反应

β受体阻滞剂类药物的主要不良反应有以下几点:

(1) 中枢神经系统不良反应:可见多梦、幻觉、失眠、疲乏、眩晕以及抑郁等症状,但较罕见。特别是脂溶性高的 β 受体阻滞剂类药物,如普萘洛尔,易通过血脑屏障而引起不良反应。

(2) 消化系统不良反应:如腹泻、恶心、腹痛、消化不良、便秘等。少数患者可发生腹膜纤维大量增生。

(3) 肢端循环障碍:少数患者可出现四肢冰冷、发绀、脉搏消失,以普萘洛尔发生率最高。

(4) 支气管痉挛:当服用非选择性 β 受体阻滞剂类药物时,由于 β₂ 受体被阻断,使支气管收缩,增加呼吸道阻力,诱发或加重支气管哮喘的急性发作。

(5) 低血糖反应:β 受体阻滞剂不影响胰岛素的降糖作用,但对正在使用胰岛素治疗的糖尿病患者,可延缓胰岛素引起低血糖反应后的血糖恢复速度,即产生低血糖反应,故糖尿病患者(特别是出现低血糖者)应慎用此类药物。

(6) 少数患者会出现性功能障碍。

⑦ 应用 β 受体阻滞剂类药物需要注意哪些问题

无哮喘、周围组织低灌注征象、严重阻塞性肺疾病、严重周围血管疾病、难以控制的 2 型糖尿病及严重的心率缓慢等禁忌证者,方可使用 β 受体阻滞剂类药物。应用时应从小剂量开始,根据心率、血压情况逐渐加量,并且长期应用者不可突然停药。长期应用 β 受体阻滞剂类药物可使患者体内 β 受体数量或儿茶酚胺敏感性增加,突然停药后,内源性儿茶酚胺与大量 β 受体结合并激活之,引起交感神经高度兴奋反应,出现心血管功能明显增强、心脏负荷加重、心肌耗氧量明显增加以及血小板聚集性增强等反跳现象。因此,长期用药的患者应逐步减量至停药,不可骤停。

⑧ 钙通道阻滞剂类药物分为哪几类,临床效果有什么异同

钙通道阻滞剂类药物分为:①二氢吡啶类钙拮抗剂,如硝苯地平等;②非二氢吡啶类钙拮抗剂,包括地尔硫草和苯烷胺类(如维拉帕米等)。

硝苯地平、地尔硫䓬和维拉帕米这三种药物有相似作用,但其分子结构、药理作用和临床效果又各不相同。其共同作用是扩张冠状动脉,缓解冠状动脉痉挛所致心绞痛,拮抗运动诱发的冠状动脉收缩,并且都能降低血压、减轻心脏后负荷,从而治疗心绞痛。此外,地尔硫䓬能减慢窦房结的频率从而使心率减慢,维拉帕米可使心肌收缩力减弱,二者都可使心肌耗氧量降低,从而缓解心绞痛。

二氢吡啶类药物(如硝苯地平)可使周围血管明显扩张,常引起反射性心动过速,导致心肌梗死面积扩大,增加病死率。因此,目前临床上主要应用非二氢吡啶类钙通道阻滞剂治疗冠心病。地尔硫䓬对于非 Q 波型急性心肌梗死具有抗缺血的保护作用,维拉帕米对于梗死后的心脏有保护作用,但二者都有一定的禁忌证及不良反应,必须在有经验的医生指导下使用。

 9 **应用钙通道阻滞剂会有哪些不良反应**

应用钙通道阻滞剂的不良反应有以下几种:

(1) 体位性低血压:多发生于老年患者,主要在与其他降压药物合用时发生。患者用药后变换体位时放慢速度,可以减少这种不良反应的发生,必要时降低药物剂量。

(2) 心动过速:为药物扩血管反射性激活交感神经系统所致,必要时可以与β受体阻滞药合用以减少其发生。应该注意的是,应尽量避免如维拉帕米与β受体阻滞剂合用,以免加重或诱发心脏抑制作用。

(3) 抑制心肌收缩力:多见于非二氢吡啶类钙拮抗剂。由于钙拮抗剂对于心力衰竭的疗效不肯定,故目前普遍不推荐收缩功能降低型心力衰竭患者使用任何钙拮抗剂。

(4) 便秘:为药物影响肠道平滑肌钙离子的转运所致,是钙拮抗剂比较常见的不良反应,可以同时使用缓泻药以减轻症状。必要时换用其他药物。

(5) 胫前、踝部水肿:为钙拮抗剂常见不良反应,与利尿剂合用可以减轻或消除水肿症状。

（6）心动过缓或传导阻滞：多见于非二氢吡啶类钙拮抗剂，特别在与β受体阻滞剂合用或存在基础的窦房结、房室结功能障碍时发生。一旦出现此不良反应，应立即停药或减少用药剂量。对存在窦房结、房室结病变的患者，禁止使用非二氢吡啶类钙拮抗药。

（7）头痛、颜面潮红、多尿：为药物的扩血管作用所致，随用药时间延长，症状可以减轻或消失。如果症状明显或患者不能耐受，可换用其他药物。

（8）皮疹和过敏反应。

10 什么情况下需要应用血管紧张素转换酶抑制剂

血管紧张素转换酶抑制剂有抗动脉粥样硬化、治疗充血性心力衰竭、心肌梗死等作用，能够有效改善冠心病患者的病死率和致残率。因此，一旦诊断为冠心病，只要没有血压低、高血钾、双侧肾动脉狭窄等疾病，就应积极应用血管紧张素转换酶抑制剂。

11 血管紧张素转换酶抑制剂有哪些常见的不良反应

常见的不良反应有以下几种：

（1）干咳：是应用血管紧张素转换酶抑制剂的患者最常见的不良反应。如果患者不能耐受，可以更换为血管紧张素受体Ⅱ拮抗剂类药物。

（2）高钾血症：血钾是人体内非常重要的一种电解质，过多或过少都会对心脏，特别是具有气质性病变的心脏，产生严重影响，甚至造成致命的心律失常。血管紧张素转换酶抑制剂在与保钾利尿药或补钾药合用时更容易引起高钾血症。所以，服用血管紧张素转换酶抑制剂者应在医生指导下定期复查血钾。

（3）肾功能损害：对于高血压肾病或糖尿病肾病的患者，血管紧张素

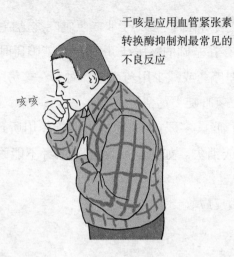

干咳是应用血管紧张素
转换酶抑制剂最常见的
不良反应

咳咳

转换酶抑制剂可显著延缓肾功能的进一步恶化,减少尿微量清蛋白的排泄量,但对于肾功能不全或心力衰竭的患者,可能会加重肾功能损害和蛋白尿。

(4) 低血压:药物剂量过大或者患者对于血管紧张素转换酶抑制剂特别敏感就会出现低血压。

(5) 其他不良反应:如肝功能异常、胃肠功能紊乱、皮疹、血管神经性水肿和过敏反应等。

(12) 什么情况下需要应用抗血小板药物

抗血小板聚集是治疗冠心病不稳定型心绞痛的关键,有助于减少冠心病患者临床不良事件的发生率。临床常用的抗血小板药物有阿司匹林、噻吩吡啶类、西洛他唑和血小板糖蛋白Ⅱb/Ⅲa受体拮抗药等。

(13) 阿司匹林对治疗冠心病有什么作用,需要用多大剂量

阿司匹林在心脑血管病的一、二级预防中都发挥着重要的作用,可以显著减少冠心病的发病率和病死率。研究发现,健康男性服用阿司匹林可使急性心肌梗死的发病率降低 50%。另外,阿司匹林可使有冠心病危险因素(如高血压、糖尿病等)的患者发生冠心病的危险性降低。阿司匹林对不稳定型心绞痛和有心肌梗死史患者的二级预防有效,对防止不稳定型心绞痛患者发生急性心肌梗死或心肌梗死后再梗死均有重要价值。

临床药理学研究结果表明,一次口服阿司匹林 25 毫克以上,即可发挥抗血小板聚集的作用,并且此作用可随着阿司匹林剂量的增加而增强,一次服用 100 毫克时,可全面控制血小板的聚集效应。因此,多数学者主张阿司匹林的每日最小剂量不能少于 75 毫克。

⑭　服用阿司匹林可能有哪些不良反应

阿司匹林常见的不良反应有:

(1) 胃肠道反应:阿司匹林剂量过大常可引起恶心、呕吐等胃肠道不良反应,甚至引起胃肠道出血,所以有胃肠道疾病或出血性疾病的患者应该慎用或者不用。服用阿司匹林时,应尽量选用肠溶性阿司匹林片,饭前空腹不宜口服,应在饭后整片吞服,使其在肠内溶解,以减少对胃黏膜的刺激。

(2) 过敏反应:有过敏体质的患者服用阿司匹林可引起荨麻疹、血管神经性水肿、哮喘等过敏反应,其中以哮喘较为常见,故哮喘患者应慎用,孕产妇忌用。

⑮　阿司匹林与其他药物合用时需要注意哪些问题

阿司匹林与其他药物合用时需要注意以下问题:①与糖皮质激素合用易诱发溃疡和出血;②与磺酰脲类口服降糖药合用易引起低血糖反应;③与其他抗凝药物(如双香豆素)合用时易诱发出血,故心房颤动患者需要用华法林抗凝时,应在有经验医生的指导下服用阿司匹林。

16 服用阿司匹林的患者应如何预防胃肠道出血

阿司匹林的不良反应以消化道出血最为常见，服用阿司匹林的患者应从以下几点加以预防：

（1）使用肠溶性阿司匹林，并且小剂量应用。肠溶性阿司匹林的外层由不活跃的原料组成，能抗胃酸，使药物在十二指肠偏碱性的环境中分解，从而减轻对胃黏膜的损伤。

（2）加用缓冲剂或胃黏膜保护剂。缓冲剂（如碳酸钙、氧化镁和碳酸镁等）可以有效中和胃酸，减轻胃酸对胃黏膜的损伤；胃黏膜保护剂（如米索前列醇、奥曲肽、硫糖铝等）能有效保护胃黏膜。

（3）不与其他抗凝剂或非甾体抗炎药合用。阿司匹林与对乙酰氨基酚、吲哚美辛等合用可能会加大出血风险。

（4）有严重冠心病，不能停用抗凝药，但已经出现胃溃疡甚至消化道出血的患者，可以考虑换用氯吡格雷。但是，有活动性出血的患者应该尽量避免用抗血小板药物。

17 什么情况下需要应用氯吡格雷

氯吡格雷是噻吩吡啶类药物，具有抗血小板作用，可以有效减少血栓事件，改善临床后果。以下情况需要应用氯吡格雷：

（1）经皮冠状动脉介入治疗术前后：术前应当口服氯吡格雷 300~600 毫克以尽快达到抗血小板作用，药物涂层支架置入术后应长期口服氯吡格雷（至少持续 1 年）。

（2）非 ST 段抬高型心肌梗死或 ST 段抬高型心肌梗死：应在使用阿司匹林的基础上尽早加用氯吡格雷，至少持续 1 年。

（3）慢性稳定型心绞痛：有胃溃疡或消化道出血等疾病，无法应用阿司匹林的患者，可以使用氯吡格雷替代。

18　什么情况下需要应用西洛他唑

西洛他唑在临床上并不作为冠心病抗血小板治疗的常规用药,但是当患者应用其他抗血小板药物治疗效果不佳,或者存在阿司匹林、氯吡格雷药物抵抗时,西洛他唑是重要的备选药物。西洛他唑服用后起效快,停药后48小时血小板功能即恢复正常,适用于近期外科手术者。

19　调脂药物包含哪几个种类,各有什么作用

调脂药物主要包括他汀类、胆酸螯合剂、贝特类和烟酸类。其中,他汀类和胆酸螯合剂以降低血清总胆固醇和低密度脂蛋白胆固醇为主,贝特类和烟酸类以降低血清甘油三酯为主。各类药物的作用机制和主要作用如下:

(1) 他汀类:即三羟基三甲基戊二酰辅酶A(HMG-CoA)还原酶抑制剂,是目前临床上广泛应用的调脂药物。临床常用药物包括阿托伐他汀、辛伐他汀、氟伐他汀、洛伐他汀等。他汀类药物以降低血清总胆固醇和低密度脂蛋白胆固醇为主,此外还有稳定粥样斑块等作用,可以用于冠心病的一级、二级预防。

(2) 胆酸螯合剂:是一种不能被肠道吸收的高分子阴离子交换树脂,包括考来替泊和考来烯胺。该类药物的共同特点是阻止胆酸或胆固醇从肠道吸收,促使二者随着粪便排出,促进胆固醇的降解,从而降低血清总胆固醇。

(3) 贝特类:即苯氧芳酸衍生物,常用的有非诺贝特、苯扎贝特等。本类药物可有效降低血中甘油三酯含量,但对降低血中胆固醇含量的作用明显弱于他汀类药物,故是治疗甘油三酯水平增高为主的血脂异常的首选药物。

(4) 烟酸类及其衍生物:烟酸类及其衍生物一方面可使脂肪组织分解减慢,另一方面还能在辅酶A的作用下与甘氨酸合成烟尿酸,从而干扰胆

固醇合成。因此,烟酸类及其衍生物适用于治疗高甘油三酯血症和以甘油三酯水平升高为主的混合型血脂异常。

(5) 其他调脂药:普罗布考具有调血脂和抗脂质过氧化的作用,有利于抑制动脉粥样硬化的形成和发展。鱼油(ω_3脂肪酸)能促进甘油三酯水平的降低,扩张冠状动脉,减少血栓形成,延缓动脉粥样硬化的进展,有益于心脏健康。

20 应用调脂药物需要注意哪些问题

(1) 要正确选择调脂药物:对于以胆固醇和低密度脂蛋白水平升高为主的血脂异常,首选他汀类调脂药;对于以甘油三酯水平升高为主的血脂异常,首选贝特类调脂药;对于混合型血脂异常,则要根据主要异常表现酌情选用。

(2) 个体化用药,长期坚持:依据血脂水平和心血管病情决定药物选择和起始剂量。首次用药4~8周后复查肝功能和血脂水平,适当进行调整。以后每3~6个月复查一次,如果没有明显不良反应,就要坚持服用调脂药物,不随意停药。

(3) 密切结合药物治疗与生活方式调理:纠正吸烟、酗酒、肥胖、饮食过多脂肪和缺乏蔬菜以及缺乏运动、心理失衡等不良生活方式,并与药物治疗相结合,才能事半功倍。

21 他汀类药物有哪些优点

他汀类药物具有其他调脂药物无法比拟的优点,其问世是冠心病治疗史上的一个里程碑。

(1) 降脂作用强:他汀类药物是目前已知最强的降低低密度脂蛋白("致病性"胆固醇)水平的药物,具有确切的防治冠心病和减少病死率的作用。除此之外,他汀类药物还具有升高高密度脂蛋白("保护性"胆固醇)水平和降低甘油三酯水平的作用。所以,轻至中度高甘油三酯血症患者也可服用。

（2）不良反应少：应用他汀类药物的患者很少因不良反应而停药。有少数患者可能出现胃部不舒服或者便秘等胃肠道反应，但多比较轻微，不影响继续服药。只有约1/1000的患者可能发生横纹肌溶解等不良反应，引起肌肉疼痛。出现这种情况者应立即停药，停药后多能恢复。

（3）多效性作用：他汀类药物不仅具有降脂作用，还能改善血管功能，使冠状动脉舒张，所以能减少心绞痛发作或减轻症状。他汀类药物还可以稳定动脉粥样硬化斑块，使它们不容易破裂而形成血栓，从而减少心肌梗死的发生。另外，他汀类对防治骨质疏松也有益处。

由此可见，他汀类药物降脂作用强、不良反应少，并且具有其他降脂药没有的其他功能，是目前防治冠心病、高脂血症的首选用药。

㉒　应用他汀类药物应注意哪些问题

应用他汀类药物必须注意以下几点：

（1）了解自身病情：开始服药前，患者应到医院仔细检查自身血脂水平，并确认是否合并有肝肾功能不全等其他疾病，是否有禁忌证等，由医生根据病情选用合适的调脂药物种类和剂量。

（2）宜晚上服用：他汀类药物主要通过抑制胆固醇合成而降低血脂，而人体在夜间合成胆固醇最为活跃，所以晚上服用他汀类药物降脂效果最好。

（3）不良反应监测：对于长期服用他汀类药物的患者，应定期进行安全性随访，包括每2~3个月复查一次肝功能及肌酸激酶等指标，经常向医生反馈服药后的反应，如有无肌肉疼痛、乏力或消化道症状，发生这些情况应警惕横纹肌溶解等并发症，尽快就医。

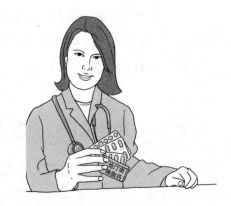

（4）定期复查血脂：一般，服药6周左右，血脂即可平稳下降。在服药1个月后，患者可复查血脂，了解血脂是

否达标。如果血脂达到理想控制水平,可按原剂量继续服用;如果尚未达标,可增加剂量继续服用或与其他调脂药联合应用。

(5)长期坚持服药:即使血脂降到理想控制水平,也应该长期坚持服药,不可随意减量或停药。抗动脉粥样硬化、稳定动脉粥样硬化斑块,需要坚持较长时间用药才能取得稳固的疗效。

㉓ 哪些患者不适宜应用他汀类药物

他汀类药物是广泛应用的调脂药物,但也存在一定的不良反应,常见的有肌肉毒性和肝脏毒性。因此,肝功能异常者、肌病患者,以及孕期、哺乳期和未采取避孕措施的女性患者禁用他汀类药物。容易出现肌病,甚至横纹肌溶解症的患者,如有肾功能异常、甲状腺功能低下、个人或家族性肌病史、既往他汀类药物引起肌病史、既往肝病史、酗酒等者,都应在医生指导下慎用他汀类药物。

㉔ 应用贝特类药物应注意哪些问题

贝特类药物的主要作用是降低甘油三酯水平,对严重高甘油三酯血症患者是首选降脂药,在临床应用时应该注意以下两个问题:

(1)贝特类药物有增强抗凝剂药效和升高血糖的作用,同时服用抗凝药(如肝素、低分子肝素或华法林)或降血糖药时,应注意调整药物剂量。

(2)贝特类药物的不良反应比较少见,但也可能引起肝功能损伤和肌肉病变等,因此长期服用贝特类降脂药时应定期检查肝功能和肌酸激酶水平,密切观察可能的不良反应。

㉕ 应用胆酸螯合剂应注意哪些问题

胆酸螯合剂是不能被肠道吸收的高分子阴离子交换树脂,用药时应注意以下问题:

（1）胆酸螯合剂可以降低总胆固醇水平，但甘油三酯水平可以无变化或增高，必要时可以加用降低极低密度脂蛋白的药物，对甘油三酯和胆固醇水平均升高的混合型血脂异常，需与其他类型的降脂药物联合应用。

（2）胆酸螯合剂的疗效和剂量相关，可以从每天20克增加到每天30克左右，以增强疗效。

（3）胆酸螯合剂可能干扰叶酸以及其他脂溶性维生素的吸收，因此长期服用者应适当补充叶酸、维生素A、维生素D、维生素K和钙，尤其是生长期儿童和孕妇。

26　心肌梗死后需要长期服用哪几种药

患者心肌梗死后，不仅要纠正危险因素，如禁酒，戒烟，控制血糖、血脂、体重等，还要在医生指导下坚持服用以下药物：

（1）阿司匹林：可发挥抗血小板聚集、预防血栓形成的积极作用，具有降低各种心脏事件发生率的良好疗效。

（2）β受体阻滞剂：凡无禁忌证的患者均应长期使用β受体阻滞剂，可发挥减少心肌梗死后心绞痛发作，降低复发率、猝死率和总死亡率的有效作用。

（3）血管紧张素转换酶抑制剂：心肌梗死后心肌射血功能减退的无症状左心功能不全患者，以及曾处于高危状态的心肌梗死后患者，应长期口服血管紧张素转换酶抑制剂，以降低心力衰竭和心肌梗死复发率。

（4）他汀类药物：具有稳定斑块、改善血管内皮的功能，以减少粥样硬化斑块的体积，在改善冠心病患者预后方面有重要意义。

27　冠心病合并高血压者如何选择降压药物

在药物选择方面，应选择既能降压又能改善冠状动脉供血、降低心肌耗氧量的药物，从而降低冠心病的病死率。常用的药物有：

（1）β受体阻滞剂：应为冠心病合并高血压的首选治疗药（除非有哮喘、

慢性阻塞性肺疾病或心脏传导阻滞等禁忌证）。β受体阻滞剂能减慢心率、降低心肌收缩力从而降低血压，减少心肌耗氧量；并且具有抗心律失常、降低交感神经活性、预防心源性猝死等作用；还能抑制动脉粥样硬化斑块形成，减少斑块破裂的可能性。

（2）血管紧张素转换酶抑制剂：冠心病心肌梗死后影响预后的主要因素是心功能的恶化，而血管紧张素转换酶抑制剂可有效保护和改善心肌梗死后的心功能，改善生活质量，提高生存率。因此，冠心病合并高血压的患者，尤其是发生心肌梗死后有左心室收缩功能障碍时，可选用血管紧张素转换酶抑制剂。

（3）钙通道阻滞剂：可以扩张周围血管和冠状动脉，在降低血压的同时改善心肌供血。

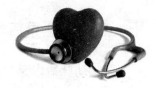

八、冠心病是否需要手术治疗

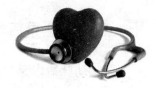

1 能使心肌血流重建的冠心病手术治疗有哪几种

　　冠心病的手术治疗包括经皮冠状动脉介入治疗、冠状动脉旁路移植术（搭桥术）和同时应用这两种技术的杂交技术。

　　简单而通俗地说，经皮冠状动脉介入治疗就是通过一些非常精细的器械经桡动脉或股动脉到达冠状动脉的病变部位，在血管狭窄局部进行一系列治疗，使冠状动脉狭窄减轻、血流通畅。冠状动脉搭桥术就是用其他位置的血管和冠状动脉连接起来，形成一个"桥"，从而让其他部位的血液流进冠状动脉，以增加冠状动脉的血液供应。杂交技术就是同时使用这两种手术方式，在适合使用介入治疗的血管处使用介入治疗，在适合使用冠状动脉搭桥术的血管处实施搭桥手术，从而取长避短，运用两种手术方式的长处相互弥补不足。

② 什么是冠状动脉造影

冠状动脉造影是诊断冠状动脉粥样硬化性心脏病(冠心病)的一种常用而且有效的方法,是一种较为安全可靠的有创诊断技术,现已广泛应用于临床,被认为是诊断冠心病的"金标准"。

冠状动脉造影是用特定形状的心导管经桡动脉或股动脉送至主动脉根部,分别插入左、右冠状动脉口部,并经心导管注入少量含碘造影剂,使冠状动脉在 X 线投射下密度增高,突出显示出来。这种选择性冠状动脉造影在不同的投射方位下可使左、右冠状动脉及其主要分支得到清楚的显影,从而发现各支动脉狭窄性病变的部位并估计其程度。一般认为,管腔直径狭窄 70%~75% 以上会严重影响血供,50%~70% 者也有一定意义。

③ 什么样的患者需要做冠状动脉造影

冠状动脉造影的主要指征有:①已经确诊为冠心病,药物治疗效果不佳,拟行介入治疗或冠状动脉搭桥手术;②心肌梗死后再发心绞痛或运动试验阳性者;③有胸痛病史,但症状不典型,或无心绞痛、心肌梗死病史,但心电图有缺血改变,不能用其他原因解释;④中老年患者心脏增大、心力衰竭、心律失常、怀疑有冠心病而无创性检查未能确诊者;⑤急性冠状动脉综合征拟行急诊介入治疗者。

④ 哪些情况下做冠状动脉造影需要特别谨慎

单纯冠状动脉造影虽然属于有创检查,但安全性很好,并没有绝对的禁忌证。然而在有些情况下仍需要特别慎重:①有尚未控制的严重高血压;②有严重的活动性出血;③有严重贫血;④有严重电解质紊乱;⑤洋地黄中毒;⑥有不能解释的发热、未治疗的感染。

⑤　什么是冠心病的介入治疗

　　冠心病介入治疗是用心导管技术疏通冠状动脉狭窄,甚至闭塞的冠状动脉管腔,从而改善冠状动脉血流灌注的方法,是所有心肌血流重建术中创伤性最小的一种。冠心病介入治疗的方法有多种,临床最早应用的是经皮冠状动脉腔内成形术,其后还发展了经皮冠状动脉内旋切术、旋磨术和激光成形术等,1987 年开发了冠状动脉内支架置入术,2002 年药物洗脱支架的应用降低了再狭窄发生率。这些技术统称为经皮冠状动脉介入治疗。

　　目前最常用的冠状动脉内支架置入术是通过心导管技术将金属或聚乳酸制成的支架置入冠状动脉的狭窄节段,支撑血管壁,维持血流通畅。支架置入后的满意结果是支架的网状管壁完全紧贴血管壁,支架管腔均匀扩张,血流通畅,残余狭窄程度降低到 20% 以下。术后支架逐渐被包埋在增厚的动脉内膜之中,内膜在 1~8 周后被新生的内皮细胞覆盖。

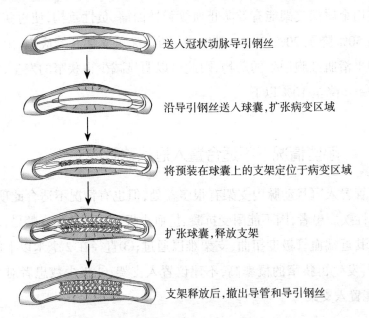

送入冠状动脉导引钢丝

沿导引钢丝送入球囊,扩张病变区域

将预装在球囊上的支架定位于病变区域

扩张球囊,释放支架

支架释放后,撤出导管和导引钢丝

6　冠心病介入治疗的适应证有哪些

冠心病介入治疗的适应证主要有：①稳定型心绞痛经药物治疗后仍有症状，由狭窄的血管为中到大面积处于危险中的存活心肌供血；②有轻度心绞痛症状或无症状但心肌缺血客观证据明确、狭窄病变显著，由病变血管中到大面积存活心肌供血；③介入治疗后心绞痛复发，管腔再狭窄；④急性 ST 段抬高型心肌梗死发病 12 小时内，或发病 12~24 小时以内并且有严重心力衰竭等症状；⑤冠状动脉搭桥术后复发心绞痛；⑥不稳定心绞痛经积极药物治疗后，病情未能稳定。

7　为什么要在冠状动脉内放支架

为了减少早期冠状动脉介入技术治疗后血管弹性回缩、负性重构及内膜过度增生，并获得更大的管腔面积，1987 年，金属裸支架开始应用于临床。应用金属裸支架能有效防止血管弹性回缩、负性重构，使再狭窄的发生率由 50% 降至 20%~30%。2000 年，药物涂层支架开始应用，由于其携带抑制平滑肌细胞增生的药物，因此可以明显减少再狭窄的发生，使其发生率进一步降至 10% 以下。

8　哪些情况下不适合置入冠状动脉内支架

尽管置入冠状动脉内支架有很多益处，但也有情况不适合此项治疗：①出血性疾病患者，因不能耐受抗凝、抗血小板治疗而被列入禁忌；②病变本身或其近端血管极度扭曲，支架难以通过；③直径在 2 毫米以下的小血管病变，发生再狭窄的概率高，不建议置入支架；④极少数患者对金属过敏，不能置入支架。

9 药物涂层支架和裸支架有哪些区别

　　裸金属支架是由不锈钢等金属做成的网状金属筒,药物涂层支架是在裸支架的基础上涂抹了可长期缓慢释放药物的支架。药物涂层支架的种类有很多,目前临床上应用最广的主要有两类:一是西罗莫司(雷帕霉素)洗脱支架;二是紫杉醇涂层支架。西罗莫司是一种大环内酯类抗生素,也有免疫抑制和抗肿瘤作用,可以抑制细胞增殖,使细胞分裂处于静止状态,从而减少支架内再狭窄的发生。紫杉醇是一种从紫杉树皮中提取的抗肿瘤药物,可以显著抑制血管内膜增生,从而减少支架内再狭窄的发生。

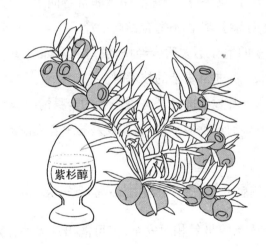

10 与经股动脉介入治疗相比,经桡动脉介入治疗有哪些优点

　　早期冠状动脉介入治疗多经股动脉进行,随着介入技术的发展,采取经桡动脉介入治疗的比例正逐年上升。与经股动脉介入相比,经桡动脉介入有以下优点:①安全性好,出血性并发症较少,术后早期死亡率较低;②可以完成几乎所有的复杂操作;③更适用于急性心肌梗死等急重症和高龄患者;④损伤小,患者不需强迫卧床;⑤患者住院时间短,医疗费用低;⑥经左

桡动脉可完成冠状动脉搭桥患者的造影和介入治疗,尤其是行乳内动脉介入治疗更为方便。

⑪ 与经股动脉介入治疗相比,经桡动脉介入治疗有哪些不足

经桡动脉介入治疗具有很多优点,但是需要施术者掌握一定技能,具备一定经验,并且正确选择适应证,才能发挥出该方法的优势,获得较成功率。此外,该治疗方法还具有一定的局限性。

(1) 有些患者因个体原因不适合进行经桡动脉途径的介入治疗,如有上肢问题、脉搏不好、反关脉、锁骨下动脉非常弯曲等。此外,部分患者在治疗时会出现桡动脉痉挛,也不适合做此治疗。

(2) 有些病变的治疗不太适合经桡动脉操作,如一些左主干或弥漫性病变等,以及采取一些非常复杂的技术时。

(3) 选择介入治疗途径时还要考虑患者的全身情况。经桡动脉操作相对复杂,使用的造影剂量较多,对肾功能较差的患者应谨慎应用。

⑫ 冠心病介入治疗可能出现哪些并发症

冠状动脉介入治疗虽然相对安全,但可能出现多种并发症,比较常见的有以下三种:

(1) 穿刺血管相关的并发症:包括穿刺血管夹层、血栓形成和穿刺动脉止血不当产生的出血、血肿、假性动脉瘤和动静脉瘘等。较严重的并发症,如腹膜后血肿等,需要外科干预配合治疗。

(2) 冠状动脉相关并发症:介入操作可引起冠状动脉的损伤,导致冠状动脉无复流、慢血流、急性闭塞等,会导致心肌梗死、冠状动脉穿孔、心脏压塞、恶性心律失常,甚至危及生命。

(3) 非血管并发症:指与血管损伤无关的全身并发症,包括低血压、脑卒中、心功能损伤和造影剂肾病等。

⑬　什么是支架内再狭窄

冠状动脉支架内再狭窄包括造影再狭窄和临床再狭窄。造影再狭窄是指在冠状动脉置入支架后,造影检查发现支架置入段血管直径狭窄再次≥50%;临床再狭窄是指心绞痛复发、心肌负荷试验阳性、再次血运重建、心肌梗死及猝死。

冠状动脉血管置入支架后,由于血管壁平滑肌细胞、细胞外基质等的增生,尽管支架本身不会塌陷,但管腔仍可能出现狭窄。在大多数患者,经一段时间后,这种增生不再继续,因此可保持管腔通畅;但是有少数患者可能发生增生持续发展,形成再狭窄。在目前二代药物洗脱支架广泛应用的情况下,因再狭窄需要再次血运重建的患者只有 5%~10%。

⑭　支架再狭窄后该如何处理

支架再狭窄是每个医生和患者都要面对的挑战,临床上常用的解决的方法有以下几种:①再次置入支架,即在支架内再狭窄处再次置入药物洗脱支架,这是目前临床最常用的方法;②切割球囊成形术,即在支架内再狭窄处使用切割球囊成形术,可以明显减轻再狭窄处的狭窄程度;③传统冠状动脉内成形术,即在支架内再扩张一次;④药物球囊扩张术。

⑮　什么是冠状动脉搭桥手术

冠状动脉搭桥术(冠状动脉旁路移植术)是取患者自身的大隐静脉、乳内动脉、胃网膜右动脉、桡动脉或腹壁下动脉等,将狭窄冠状动脉的远端和主动脉连接起来,让血液绕过狭窄部分,到达缺血的部位,改善心肌血液供应,进而达到缓解心绞痛症状,改善心脏功能,提高患者生活质量及延长寿命的目的。

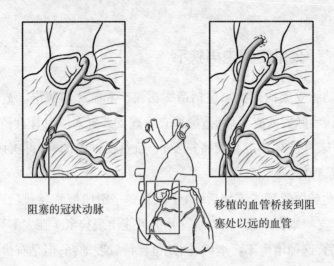

阻塞的冠状动脉   移植的血管桥接到阻
                              塞处以远的血管

16 冠心病搭桥手术有哪几种手术方法

目前,冠心病搭桥手术有两种方法。一是在全身麻醉、低温、建立体外循环、心脏暂时停止跳动的情况下进行,一般需要 3~4 小时。二是微创冠状动脉搭桥手术,即在不建立体外循环情况下,采用微创切口,借助心脏稳定装置直接在跳动的心脏上"搭桥"。其主要特点是创伤小、恢复快、费用相对较低,特别适用于年龄大、心功能差而不适合体外循环者。

17 冠心病搭桥手术的适应证是怎样的

冠心病搭桥手术的主要适应证有:①左冠状动脉左主干病变;②左前降支和左回旋支近端狭窄≥70%;③冠状动脉 3 支病变伴左心室射血分数<50%;④稳定型心绞痛,对内科药物治疗反应不佳,影响工作和生活;⑤有严重室性心律失常伴左主干或 3 支病变;⑥介入治疗失败,仍有心绞痛或血流动力异常。

⑱　冠心病搭桥手术有哪些优势

冠心病搭桥手术虽然比介入治疗的损伤大、风险高,但也有其自身的优势。例如,并不是所有冠心病患者都适合进行支架治疗,比如对于多支、多处病变,弥漫钙化病变,血管完全闭塞等情况,放支架比较困难,而且风险大,外科搭桥手术相对风险低、花费少,并且远期效果较好。事实上,对于复杂病变,外科心脏冠状动脉搭桥手术仍是最佳选择。

⑲　搭桥手术建立的血管桥还会再狭窄吗

冠状动脉搭桥手术是一种有效、彻底的冠状动脉血运重建方法,但术后 10 年中每年有 5% 患者的冠状动脉出现新发病变。大隐静脉旁路移植血管在术后 1 年内可能有 15%~20% 出现狭窄,术后 1~6 年内发生狭窄的静脉桥血管每年增加 1%~2%,6 年后每年增加 4%。内乳动脉桥的 10 年通畅率高达 90%~95%,而大隐静脉桥的 10 年通畅率仅为 50%。

⑳　冠心病搭桥手术有什么风险

心脏搭桥手术是在心脏表面开刀,对心脏的损伤较小,成功率较高。在有经验的治疗中心成功率可高于 99%。当然,搭桥手术也有一定的风险,如可能发生重要脏器功能不全或衰竭、急性心肌梗死、心律失常等。这些风险与患者的年龄、身体状况,以及选择的手术方法等有关。

㉑　冠心病杂交手术有哪些优势

冠心病杂交手术是指联合应用微创冠状动脉搭桥术和经皮介入冠状动脉支架置入术。这样可以避免传统体外循环下冠状动脉搭桥手术的较大创伤,同时也能达到对冠状动脉主要分支病变实施充分再血管化的目的,从而提高治疗效果,减少并发症,降低死亡率,缩短住院时间,减少术中、术后血液制品的使用。这种手术方法尤其适合老年患者及伴有心室功能低、肾功能不全、肥胖、有糖尿病及慢性阻塞性肺病的患者。但值得一提的是,杂交手术需要较严格挑选适合的患者及病变,并不是每一个人都可以接受杂交手术。

22 对于冠心病的药物治疗、介入治疗和外科手术治疗应如何选择

在冠心病的治疗方法中,药物治疗是基础,血运重建是主导。药物治疗能够控制症状能稳定冠状动脉斑块。介入治疗不仅能控制症状,而且有可能彻底根治,把狭窄的冠状动脉撑起来。介入手术创伤小,不需要开胸,而且治疗效果立竿见影,但是需要一定的技术、条件支持以及患者的配合。对病变过于复杂、不能进行介入治疗,或者经济条件比较差的患者,可以考虑行搭桥手术。

从理论上来说,对于低危、病情稳定型患者,药物治疗、介入手术和搭桥手术的生存率虽然一样,但是生活质量可能不同,比如行介入治疗或搭桥手术后患者可以爬山,但是只吃药的患者则不能。

具体治疗策略的选择并不是由患者主观感觉的轻重决定的,而应由专业的心脏科医师根据患者病变具体情况和对生活质量的要求等做出决策。